DAGLI ANTIPASTI AI DOLCI

Un Viaggio Gastronomico nella Cucina della
Carne con Accompagnamento Vini

Vale Bianchi

A tutti coloro che, come me, hanno un profondo amore per la cucina e un'apprezzamento speciale per le prelibatezze a base di carne, dedico questo libro con tutto il mio cuore. La passione per il cibo è un legame universale che ci unisce, e attraverso queste pagine, spero di condividere con voi un mondo di sapori, tradizioni e avventure culinarie.

Questo libro è stato creato con l'obiettivo di ispirarvi a sperimentare, a mettere alla prova le vostre abilità in cucina e a scoprire nuovi orizzonti gastronomici. Dalla preparazione di antipasti che aprono il vostro palato alle delizie dei dolci che chiudono un pasto con dolcezza, ogni pagina è un invito a esplorare, imparare e gustare.

Sappiate che ogni ricetta qui presente è stata selezionata con cura, testata e raffinata per garantirvi risultati eccellenti. Ogni ingrediente, ogni passaggio, è stato pensato per portarvi un'esperienza culinaria memorabile.

Inoltre, ho incluso sezioni speciali sulle scelte dei vini da abbinare, per arricchire ulteriormente il vostro viaggio gastronomico. Il vino può elevare il piacere del cibo, e spero che troverete questi consigli enologici preziosi per arricchire ogni momento a tavola.

Ringrazio tutti coloro che hanno contribuito a rendere possibile questo progetto, dalla mia famiglia e amici che hanno assaggiato innumerevoli versioni delle ricette, ai produttori di carne e viticoltori che ci forniscono ingredienti di alta qualità.

Infine, voglio ringraziare voi, cari lettori, per aver scelto di condividere questo viaggio con me. Spero che questo libro vi porti gioia, ispirazione e tante deliziose avventure culinarie. Buon appetito e buon divertimento in cucina!

Con affetto,

Vale Bianchi

Cucinare con amore è l'arte di trasformare ingredienti in abbracci per l'anima.

VALE BIANCHI

SOMMARIO

INTRODUZIONE

Benvenuti in un viaggio culinario straordinario attraverso il mondo della carne. Questo libro, "DagliAntipasti ai Dolci: Un Viaggio Gastronomico nella Cucina della Carne con Accompagnamento Vini" di Vale Bianchi, è stato creato per tutti coloro che amano sperimentare, cucinare e soprattutto gustare piatti a base di carne. Attraverso queste pagine, vi porteremo in un'esplorazione profonda e appagante delle possibilità gastronomiche offerte da uno degli ingredienti più amati e versatili in cucina.

La carne è stata una parte essenziale della cucina umana fin dai tempi più antichi. Sin dagli albori dell'umanità, i nostri antenati hanno imparato a cacciare e preparare la carne per nutrirsi e sopravvivere. Nel corso dei millenni, la carne non è rimasta solo un elemento di sostentamento, ma è diventata una forma d'arte culinaria. Ha attraversato epoche, culture e tradizioni, diventando un elemento chiave nella gastronomia di ogni parte del mondo.

Nel corso di questo libro, esploreremo la storia affascinante di come la carne sia stata preparata, apprezzata e trasformata attraverso i secoli. Dalla semplice cottura sulla brace delle tribù nomadi alle sontuose tavole dei monarchi del Medioevo, dalla carne cotta a fuoco lento nelle cucine delle nonne ai piatti gourmet serviti nei ristoranti stellati Michelin, ogni epoca ha lasciato un'impronta indelebile sulla nostra percezione e preparazione della carne.

Ma questo libro non si ferma alla narrazione storica. Vi condurrà anche attraverso un mondo di creatività culinaria, dove la carne diventa la protagonista di piatti sorprendenti. Dall'intrigante mondo degli antipasti, dove carpacci e tartare celebrano la carne cruda, ai primi piatti lussuosi come i pappardelle al cinghiale e i ravioli di agnello al rosé, fino agli irresistibili secondi piatti come il filetto di manzo in crosta di pistacchi e l'anatra all'arancia con purea di pastinaca.

I contorni sono l'ancora di salvezza che completa ogni pasto, e qui scoprirete come accompagnare i vostri piatti a base di carne con contorni come il cavolfiore arrosto con salsa tahini al limone o le patate Hasselback con rosmarino e parmigiano.

E quando il palato è pronto per il culmine del pasto, i dolci entrano in scena. Dalle sorprese gelate come il gelato al formaggio blu con miele e noci al comfort food come il budino al pane di mais con salsa al bourbon, i dolci trasformano ogni pasto in una festa per i sensi.

Ma non dimentichiamo la bevanda che può elevare ulteriormente il nostro viaggio culinario: il vino. Nel capitolo dedicato all'abbinamento dei vini, esploreremo come scegliere il vino perfetto per accompagnare i nostri piatti a base di carne, dalla carne rossa al pesce, dalla cucina italiana a quella asiatica. Imparerete a riconoscere i vini che esaltano i sapori della carne e ad apprezzarne i bouquet unici.

In questo libro, Vale Bianchi condivide la sua passione per la cucina della carne e il suo amore per l'arte culinaria. Ogni ricetta è stata creata con cura, sperimentazione e dedizione, con l'obiettivo di ispirarvi a mettervi ai fornelli e creare piatti che delizieranno voi stessi e chi avrete il piacere di ospitare a tavola.

Siate pronti a immergervi in un mondo di sapori, profumi e scoperte culinarie. Sia che siate chef esperti o aspiranti cuochi, "Dagli Antipasti ai Dolci" sarà la vostra guida fidata per un'avventura gastronomica indimenticabile. Ogni piatto, ogni sorso di vino, ogni conversazione attorno al tavolo sarà una celebrazione della vita e della passione per il cibo.

Buon viaggio culinario!

PREFAZIONE

Benvenuti in "Dagli Antipasti ai Dolci: Un Viaggio Gastronomico nella Cucina della Carne con Accompagnamento Vini" di Vale Bianchi. È con grande piacere che vi accompagniamo in un'esplorazione culinaria attraverso il mondo della carne, offrendo un affascinante viaggio attraverso secoli di tradizioni gastronomiche, sapori unici e l'arte di accostare il vino in modo sublime.

La carne è stata una componente essenziale della cucina umana sin dai tempi antichi. Dai primi esseri umani che imparavano a cucinare la carne sopra il fuoco per renderla sicura da mangiare, all'epoca in cui la carne divenne un simbolo di status e potere nel Medioevo, la sua storia è intrecciata con quella dell'umanità stessa. Nel Rinascimento, la carne era una preziosa merce di lusso, e durante la Rivoluzione Industriale, divenne più accessibile ma la qualità divenne un problema. Nel ventesimo secolo, la carne ha subito una trasformazione culinaria con l'avvento della cucina fusion e dei movimenti alimentari, portando a una celebrazione della carne in molte forme.

Questo libro vi guiderà attraverso tre capitoli distinti. Nel primo, esploreremo "La Carne nella Storia della Cucina", un viaggio nel tempo che ci porterà dalle caverne dell'età della pietra fino ai giorni nostri, attraverso l'evoluzione della preparazione, dell'apprezzamento e della trasformazione della carne.

Nel secondo capitolo, "Consigli Pratici per la Cucina con la Carne", ci concentreremo sulla scelta, la preparazione e la cottura della carne. Imparerete come selezionare la carne giusta per le vostre ricette, come marinare e preparare la carne in modo ottimale, e infine, come cucinarla alla perfezione per soddisfare i vostri sensi.

Il terzo capitolo, "Riconoscere i Prodotti di Qualità", vi aiuterà a diventare esperti nell'identificare e selezionare i migliori prodotti di carne sul mercato. Esamineremo le certificazioni e le etichettature che garantiscono la qualità, racconteremo le storie di produttori artigianali e aziende familiari devoti alla produzione di carne di alta qualità e vi forniremo consigli pratici su come acquistare carne di qualità.

Ma il nostro viaggio non si ferma qui. Dalla carne alla tavola, passeremo a esplorare una vasta gamma di ricette originali, dalla cucina internazionale alle creazioni fusion. Troverete antipasti irresistibili, primi piatti succulenti, secondi piatti straordinari, contorni sorprendenti e dolci deliziosi, il tutto accompagnato da suggerimenti su quali vini abbinare per migliorare l'esperienza gastronomica.

Questo libro è stato creato con l'obiettivo di ispirarvi a sperimentare, creare e deliziare i vostri palati. Che siate cuochi esperti o aspiranti chef, qui troverete qualcosa per tutti i gusti. La carne è una tela in bianco su cui dipingere, e con un pizzico di creatività, potrete trasformare semplici ingredienti in opere d'arte culinarie.

Mettete il grembiule, aprite una buona bottiglia di vino, e preparatevi per un viaggio culinario che vi lascerà desiderosi di esplorare sempre di più il mondo della carne. Buon viaggio, buona cucina e buon appetito!

Vale Bianchi

PROLOGO

Nel mondo affollato della cucina, la carne è sempre stata la protagonista indiscussa. Non importa se la vostra passione è la cucina casalinga o siete chef professionisti, non c'è niente che possa competere con la ricchezza dei sapori, la varietà delle texture e l'elevato status culturale della carne nella gastronomia.

Questo libro è un invito a esplorare il mondo della carne in modo completo e appassionato. È un omaggio al fuoco scoperto da antiche tribù e alla cottura moderna sotto le luci dei ristoranti stellati Michelin. È un tributo alla sapienza dei pastori, dei macellai e dei cuochi che hanno trasformato semplici pezzi di carne in opere d'arte culinarie.

Ma la carne è molto più di una semplice proteina. È la storia stessa dell'umanità, un racconto di evoluzione, innovazione e tradizione. Nel capitolo dedicato alla storia della carne, scopriremo come questa ha plasmato le civiltà e ispirato i grandi momenti storici, dai banchetti reali del Medioevo alle grandi migrazioni dell'America del Nord.

E poi c'è la cucina stessa. Una danza di sapori, profumi e abbinamenti. Questo libro è un viaggio culinario completo, un percorso che inizia con gli antipasti, dove il carpaccio di manzo con riduzione di balsamico all'arancia e la terrina di fegato d'anatra si contendono l'attenzione dei vostri palati. Proseguiremo con i primi piatti, dalle pappardelle al cinghiale ai tortellini al brasato di manzo, e poi i secondi piatti, con il filetto di manzo in crosta di pistacchi e l'anatra all'arancia con purea di pastinaca.

I contorni sono l'equilibrio e l'armonia del pasto, e qui troverete idee originali come il cavolfiore arrosto con salsa tahini al limone o le patate Hasselback con rosmarino e parmigiano. E quando arriva il momento dei dolci, le sorprese sono innumerevoli, dal gelato al formaggio blu con miele e noci al budino al pane di mais con salsa al bourbon.

Ma il cibo non è solo un viaggio di sapori, è anche un viaggio attraverso il tempo e il mondo. Nel capitolo dedicato all'abbinamento dei vini, scopriremo come il vino può trasformare un pasto, come un Pinot Noir possa elevare il sapore di una tartare di tonno o come un Riesling possa sposarsi perfettamente con una terrina di fegato d'anatra.

Questo libro è un'ode all'arte di cucinare, un omaggio alla creatività e alla passione che ogni cuoco porta in cucina. Ogni ricetta è stata curata con amore, testata con attenzione e preparata con l'obiettivo di farvi scoprire il piacere di creare piatti straordinari.

Ora, prendete un grembiule, affilate i coltelli e preparatevi a immergervi in un mondo di sapori e avventure culinarie. Che questo libro vi ispiri a cucinare, a condividere e a godere della meraviglia della carne e della cucina, sia da soli che in compagnia.

Buon appetito e buon viaggio!

CAPITOLO 1: LA CARNE NELLA STORIA DELLA CUCINA

Un Viaggio nel Tempo attraverso il Gusto

Introduzione

La carne è un elemento intrinseco della storia dell'alimentazione umana, una componente che ha evoluto con noi attraverso i millenni. In questo capitolo, esploreremo il lungo e affascinante viaggio della carne nella storia della cucina umana. Dai nostri antenati delle caverne che cucinavano la carne per renderla sicura da mangiare fino alle elaborazioni culinarie del Rinascimento e alle sfide della Rivoluzione Industriale, fino alla trasformazione culinaria del XX secolo e al presente. La carne è stata una parte centrale del nostro percorso culinario e culturale.

Dall'Uomo delle Caverne al Medioevo

Il viaggio della carne nella storia culinaria inizia molto tempo fa, nelle caverne dell'età della pietra. Qui, i nostri antenati impararono a cucinare la carne sopra il fuoco, rendendola sicura da mangiare e aprendo le porte a un nuovo mondo di sapori e opportunità culinarie. La carne era una risorsa preziosa per le prime società umane, una fonte di nutrimento essenziale e spesso anche un simbolo di status sociale. Nel corso dei secoli, la carne ha continuato a evolversi, con piatti sempre più elaborati serviti nelle corti nobiliari del Medioevo. La carne divenne un segno di ricchezza e potere, e le ricette dei cuochi di corte riflettevano questa sfarzosità, con salse sofisticate e spezie costose.

Dal Rinascimento alla Rivoluzione Industriale

Il Rinascimento segnò un altro capitolo nella storia culinaria della carne. Le ricette diventarono più elaborate, con l'uso di ingredienti esotici e l'attenzione per la presentazione dei piatti. La carne divenne una merce di lusso, con il maiale e il manzo al centro delle tavole nobiliari. Tuttavia, l'accesso alla carne rimase limitato per gran parte della popolazione.

La Rivoluzione Industriale portò significativi cambiamenti nel settore della carne. La produzione su larga scala rese la carne più accessibile, ma al contempo, la qualità divenne una preoccupazione. L'industrializzazione della produzione comportava sfide legate alla sicurezza alimentare e al benessere animale. Molti consumatori iniziarono a chiedere una migliore regolamentazione dell'industria della carne per garantire la qualità e la sicurezza.

Dal XX secolo a oggi

Il XX secolo ha portato una rivoluzione culinaria senza precedenti. La carne è stata oggetto di continue sperimentazioni e innovazioni. L'avvento della cucina fusion ha introdotto nuove influenze culinarie, mescolando sapori da tutto il mondo. La carne ha anche fatto parte delle tendenze alimentari emergenti, come il movimento biologico e il ritorno alle radici della produzione alimentare. L'idea di carne sostenibile ha iniziato a guadagnare terreno, con l'attenzione rivolta agli allevamenti responsabili e all'etica animale.

Oggi, la carne è celebrata in molte forme. Dagli hamburger americani ai piatti gourmet dei ristoranti stellati, la carne continua a occupare un posto di rilievo nella cucina contemporanea. Tuttavia, si è sviluppata una maggiore consapevolezza circa l'importanza della qualità, della provenienza e della sostenibilità della carne. I consumatori cercano sempre più prodotti di carne di alta qualità e sono interessati alle pratiche agricole sostenibili.

In questo capitolo, esploreremo questi aspetti più a fondo, analizzando come la carne sia stata cucinata, apprezzata e trasformata nel corso dei secoli. Vedremo come la storia della carne rifletta la nostra storia culinaria e sociale, e come le nostre scelte attuali abbiano un impatto sul futuro della carne nella cucina mondiale. Continueremo a viaggiare nel tempo attraverso il gusto, scoprendo il ruolo centrale che la carne ha svolto e continua a svolgere nella nostra cultura alimentare.

CAPITOLO 2: CONSIGLI PRATICI PER LA CUCINA CON LA CARNE

Guida per Aspiranti Cuochi di Carne

Scelta della Carne

La scelta della carne è il primo passo fondamentale nella preparazione di un delizioso piatto a base di carne. In questo capitolo, esploreremo le considerazioni chiave per selezionare la carne giusta per le tue ricette. Discuteremo delle differenze tra i vari tipi di carne, dei tagli più comuni e di come riconoscere la carne di alta qualità.

Tipi di Carne

Prima di tutto, è importante comprendere le diverse categorie di carne disponibili. Le principali categorie includono:

- **Carne Rossa**: Questa categoria comprende carne bovina, di maiale, di agnello e di cervo. La carne rossa è generalmente ricca di sapore e può variare notevolmente in texture e gusto a seconda dell'animale e del taglio.
- **Carne Bianca**: Qui rientrano il pollo, il tacchino e il coniglio. Questa carne tende ad essere più leggera e delicata rispetto alla carne rossa.
- **Carne Suina**: Questa categoria include carne di maiale, come il prosciutto, la pancetta e le salsicce. La carne di maiale ha un sapore unico ed è molto versatile in cucina.

Tagli di Carne

Ogni tipo di carne ha una vasta gamma di tagli disponibili, ognuno con le sue caratteristiche uniche. Alcuni tagli di carne comuni includono:

- **Filetto**: Questo taglio magro e tenero proviene da parti meno esercitate dell'animale ed è spesso utilizzato per piatti di carne prelibata.
- **Costolette**: Le costole sono spesso utilizzate per piatti alla griglia o arrosto e offrono un equilibrio tra carne e osso che può contribuire al sapore.
- **Spalla**: Tagli di carne dalla spalla tendono a essere più saporiti e richiedono una cottura più lenta per diventare teneri.
- **Lonza**: La lonza è un taglio magro e adatto a una varietà di

preparazioni culinarie, dallo stufato alla grigliata.

Riconoscere la Carne di Alta Qualità

La qualità della carne è essenziale per ottenere risultati deliziosi. Ecco alcuni suggerimenti per riconoscere la carne di alta qualità:

- **Colore**: La carne fresca dovrebbe avere un colore vibrante e naturale. Ad esempio, la carne bovina di alta qualità dovrebbe essere di un rosso brillante.
- **Marmorizzazione**: La presenza di sottili strisce di grasso intramuscolare, chiamata marmorizzazione, può conferire sapore e tenerezza alla carne.
- **Odore**: La carne fresca dovrebbe avere un odore neutro o leggermente dolce. Se percepissi un odore sgradevole, potrebbe essere indicativo di carne non fresca.

- **Certificazioni**: Cerca carne con certificazioni di qualità, come il marchio USDA negli Stati Uniti o il marchio IGP in Europa.

Preparazione della Carne

Una volta scelta la carne, è importante prepararla correttamente per massimizzare il suo sapore e la sua teneranza.

Marinatura: La marinatura è una tecnica che coinvolge l'immersione della carne in una miscela di liquidi e aromi per migliorarne il sapore e la teneranza. Puoi marinare la carne per diverse ore o anche durante la notte prima di cucinarla.

Tenerizzare: Alcuni tagli di carne possono essere tenerizzati fisicamente con un martello per carne o chimicamente utilizzando marinature a base di acidi come il succo di limone o il latticello.

Taglio: È importante tagliare la carne correttamente, seguendo la grana per garantire la tenerezza e l'uniformità nella cottura.

Scongelamento: Se stai utilizzando carne congelata, scongela in modo sicuro nel frigorifero o utilizza il metodo di scongelamento rapido per garantire una cottura uniforme.

Cottura Perfetta

Niente supera la soddisfazione di una carne cucinata alla perfezione. Qui condivideremo consigli e trucchi per grigliare, arrostire, cuocere a fuoco lento e cuocere la carne in modo uniforme e delizioso.

Grigliatura: La grigliatura è una delle tecniche di cottura più popolari per la carne. Riscaldare la griglia a temperatura elevata e cuocere la carne in modo uniforme, girandola solo una volta per ottenere segni di griglia.

Arrosto: L'arrosto in forno richiede una temperatura uniforme e una padella con bordi alti per raccogliere i succhi. Usa un termometro per carne per assicurarti che il tuo arrosto raggiunga la temperatura desiderata.

Cottura a Fuoco Lento: Questa tecnica è perfetta per tagli di carne più duri che richiedono una lunga cottura per diventare teneri. Utilizza una pentola a cottura lenta o una pentola da stufato per ottenere risultati succulenti.

*Cottura alla Griglia**: La cottura alla griglia è ideale per tagli più sottili o pezzi di carne marinate. Assicurati di mantenere una temperatura costante sulla griglia e di girare la carne al momento giusto.

Con questi consigli pratici per la scelta, la preparazione e la cottura della carne, sarai ben attrezzato per creare piatti a base di carne deliziosi e soddisfacenti. La tua conoscenza sulla carne e le tue abilità culinarie continueranno a crescere mentre sperimenti e perfezioni le tue tecniche. Che tu stia cucinando per te stesso o per gli altri, la carne sarà sempre al centro di molte esperienze culinarie straordinarie. Buon appetito!

CAPITOLO 3: RICONOSCERE I PRODOTTI DI QUALITÀ

Come Scegliere il Meglio per il Tuo Piatto

Certificazioni e Etichettature

La selezione di carne di alta qualità inizia con la comprensione delle certificazioni e delle etichettature che ne garantiscono la qualità. In questo capitolo, esamineremo le principali certificazioni e etichette che puoi trovare sul mercato, aiutandoti a fare scelte informate per la tua cucina.

Marchio USDA negli Stati Uniti

Negli Stati Uniti, il Department of Agriculture (USDA) gestisce un sistema di certificazione che garantisce la qualità e la sicurezza della carne. Il marchio USDA è ampiamente riconosciuto e offre diverse categorie di certificazione:

- **USDA Prime**: Questa è la categoria più alta e rappresenta la carne con la migliore marmorizzazione e tenerezza. È spesso disponibile solo presso i macellai specializzati.
- **USDA Choice**: Questa categoria rappresenta carne di alta qualità ma con una marmorizzazione leggermente inferiore rispetto a Prime. È ampiamente disponibile nei supermercati.
- **USDA Select**: Questa categoria rappresenta una carne di buona qualità ma con meno marmorizzazione. È una scelta più economica.

Marchio IGP in Europa

In Europa, l'Indicazione Geografica Protetta (IGP) è una certificazione che garantisce l'origine e la qualità di numerosi prodotti, tra cui alcune carni. Questo marchio assicura che il prodotto provenga da una regione specifica con caratteristiche uniche che influenzano il suo sapore e la sua qualità. Ad esempio, l'IGP può essere applicato a prosciutti italiani o a salumi spagnoli.

La Storia dietro il Prodotto

Molti prodotti di carne di qualità hanno una storia affascinante che va oltre l'etichetta. Dietro a ogni taglio di carne c'è un produttore, un allevatore o un macellaio che si dedica a offrire la migliore carne possibile.

Produttori Artigianali

I produttori artigianali spesso si concentrano sulla qualità piuttosto che sulla quantità. Scelgono razze di animali specifiche, li allevano con cura e seguono metodi tradizionali di lavorazione per produrre carne di alta qualità.

Aziende Familiari

Le aziende familiari spesso tramandano segreti e tecniche di produzione da generazioni. Queste storie di famiglia possono essere una parte importante della qualità del prodotto finale.

Pratiche di Allevamento Sostenibile

Alcuni produttori si distinguono per le loro pratiche di allevamento sostenibile. Questo può includere l'uso di pascoli aperti, il rispetto del benessere animale e l'attenzione per l'ambiente circostante.

Consigli per gli Acquisti

Una volta comprese le certificazioni e apprezzata la storia dietro il prodotto, è importante sapere come acquistare carne di qualità.

Trova una Macelleria Locale

Le macellerie locali spesso offrono carne di alta qualità proveniente da produttori locali. Qui puoi ricevere consigli personalizzati dal tuo macellaio.

Seleziona Tagli Freschi

Quando acquisti carne, cerca tagli freschi che siano ben marmorizzati e privi di segni di deterioramento.

Valuta Aspetto e Profumo

La carne di alta qualità dovrebbe avere un aspetto fresco e un odore neutro o leggermente dolce. Evita la carne con odori sgradevoli.

Conosci i Tuoi Produttori

Molte aziende che producono carne di alta qualità sono orgogliose delle loro pratiche. Prenditi il tempo di conoscerli, scopri la loro filosofia e i loro valori.

Con questi consigli, sarai in grado di fare scelte informate quando si tratta di selezionare carne di qualità per le tue ricette. Imparerai a riconoscere le certificazioni che garantiscono la qualità, a valorizzare le storie dei produttori e a fare acquisti in modo intelligente per garantire un risultato culinario eccezionale. La scelta di carne di alta qualità è il primo passo verso la creazione di piatti indimenticabili.

ANTIPASTI A BASE DI CARNE: UN'ESPLORAZIONE DEL GUSTO

L'arte della gastronomia abbraccia un mondo di possibilità, un viaggio culinario che ci porta a scoprire sapori, profumi e tradizioni provenienti da ogni angolo del globo. Tra le varie categorie di piatti che compongono un pasto, gli antipasti a base di carne occupano un posto di rilievo, sfidando il nostro palato con una ricca varietà di sapori e una profonda complessità gustativa.

L'antipasto, il primo assaggio di un pasto, è come la premessa di un libro avvincente, un'invitante promessa di ciò che verrà dopo. Nei piatti a base di carne, questa promessa si traduce in una sinfonia di aromi affumicati, saporiti e succulenti che affascina e delizia il nostro palato fin dal primo morso.

Dall'Italia al Giappone, dalle pampas argentine alle montagne svizzere, ogni cultura ha contribuito con la propria interpretazione di antipasti a base di carne. Ogni regione, con le sue tradizioni culinarie uniche, ha creato prelibatezze che rappresentano un omaggio alla ricchezza della carne, celebrandola come un vero e proprio tesoro gastronomico.

Gli antipasti a base di carne non sono solo una festa per il palato, ma anche una testimonianza di abilità culinarie tramandate di generazione in generazione. I cuochi di tutto il mondo hanno perfezionato l'arte di preparare e presentare la carne in modi che spaziano dalla semplicità all'alta cucina, dimostrando che la carne è tanto versatile quanto deliziosa.

In questo viaggio attraverso il mondo degli antipasti a base di carne, esploreremo una varietà di piatti che soddisferanno i palati più esigenti. Dalle affettate italiane come il prosciutto di Parma e la bresaola, alle tapas spagnole cariche di sapore, alle albondigas avvolte in una salsa di pomodoro profumata, scopriremo come ogni cultura ha abbracciato la carne in modo unico.

Scopriremo anche l'arte dell'accoppiamento, imparando quali vini e bevande si sposano meglio con questi piatti carnosi. Dalla robustezza di un rosso corposo al raffinato equilibrio di uno champagne, esploreremo le opzioni che esalteranno i sapori e renderanno il tuo pasto completo e appagante.

In questo viaggio culinario, celebreremo la carne come ingrediente protagonista, riconoscendo il rispetto per gli animali, la sostenibilità e la qualità come pilastri fondamentali della cucina moderna. Sperimenta con noi il fascino intramontabile della carne e scopri come gli antipasti a base di carne possono trasformare un pasto in un'esperienza indimenticabile. Attraverso ricette originali, suggerimenti di preparazione e idee creative, ti guideremo in un mondo di gusti e profumi che rispecchiano la varietà e la bellezza della cucina globale.

Preparati a immergerti in un'avventura gastronomica che ti porterà in luoghi lontani e ti farà scoprire la gioia di condividere deliziosi antipasti a base di carne con amici e familiari. Buon viaggio nel mondo dei sapori carnosi e delle tradizioni culinarie che rendono unico il nostro pianeta.

1 CARPACCIO DI MANZO CON RIDUZIONE DI BALSAMICO ALL'ARANCIA

Ingredienti:

- 300g di filetto di manzo di alta qualità
- 2 cucchiai di olio d'oliva extra vergine
- 1 limone, il succo
- Sale e pepe nero macinato fresco, q.b.
- 100g di rucola fresca
- 50g di scaglie di parmigiano Reggiano
- 1/4 di tazza di aceto balsamico
- 1/4 di tazza di succo d'arancia fresco
- 1 cucchiaio di zucchero
- Scorza di arancia grattugiata per la decorazione (facoltativa)

Procedimento:

- **Preparazione del Manzo:**
- Metti il filetto di manzo nel congelatore per circa 30-45 minuti. Questo lo renderà più facile da tagliare in fette sottili.
- **Preparazione della Riduzione di Balsamico all'Arancia:**
- In una piccola pentola, unisci l'aceto balsamico e il succo d'arancia.
- Aggiungi lo zucchero e porta il tutto a ebollizione a fuoco medio-alto.
- Riduci la fiamma e lascia sobbollire, mescolando occasionalmente, fino a quando il composto si è ridotto a metà e ha una consistenza sciropposa. Questo dovrebbe richiedere circa 10-15 minuti.
- Lascia raffreddare la riduzione, si addenserà ulteriormente mentre si raffredda.
- **Taglio del Manzo:**
- Rimuovi il filetto di manzo dal congelatore e affettalo il più sottile possibile. Puoi farlo con un coltello affilato o, se preferisci, con una affettatrice.
- Disponi le fette di manzo su un piatto da portata leggermente sovrapposte, in modo che coprano la superficie del piatto.

- **Marinatura del Manzo:**
- Spruzza il succo di limone e l'olio d'oliva sulle fette di manzo.
- Aggiungi una leggera spolverata di sale e pepe nero macinato fresco.
- Copri il piatto con pellicola trasparente e mettilo in frigorifero per circa 15-20 minuti per far marinare il manzo.
- **Assemblaggio:**
- Mentre il manzo è in frigorifero, prepara i piatti di servizio. Distribuisci uniformemente la rucola sui piatti.
- Disponi le fette di manzo marinate sopra la rucola in modo decorativo.
- **Aggiunta della Riduzione di Balsamico all'Arancia:**
- Con un cucchiaio, versa la riduzione di balsamico all'arancia in modo uniforme sopra il manzo.
- **Decorazione:**
- Guarnisci il carpaccio con le scaglie di parmigiano Reggiano.

- Se lo desideri, aggiungi un po' di scorza d'arancia grattugiata per una nota di freschezza.
- **Servizio:**
- Servi immediatamente come antipasto elegante o piatto leggero per un pasto estivo.

Questo Carpaccio di Manzo con Riduzione di Balsamico all'Arancia è una prelibatezza raffinata che combina la delicatezza del manzo crudo con i sapori intensi della riduzione balsamica all'arancia. Sia che lo serva per una cena speciale o per sorprendere gli ospiti, questo piatto delizierà il palato con la sua eleganza e il suo equilibrio di sapori. Buon appetito!

2 ROLLATINI DI POLLO CON PROSCIUTTO E FORMAGGIO

Ingredienti:

- 4 petti di pollo sottili
- 4 fette di prosciutto crudo
- 4 fette di formaggio (puoi usare mozzarella, provola o fontina)
- 1 tazza di spinaci freschi, lavati e asciugati
- 2 cucchiai di olio d'oliva
- 2 spicchi d'aglio, tritati finemente
- 1 cucchiaino di pepe nero macinato
- 1 cucchiaino di sale
- 1 cucchiaino di paprika dolce
- 1/2 tazza di vino bianco secco (opzionale)
- 1/2 tazza di brodo di pollo
- Timo fresco o prezzemolo per guarnire (facoltativo)

Procedimento:

- **Preparazione dei Petto di Pollo:**
- Inizia preriscaldando il forno a 180°C (350°F).
- Metti i petti di pollo tra due fogli di pellicola trasparente o carta da forno e usa un batticarne o il fondo di una padella pesante per appiattirli leggermente, in modo da renderli più sottili e uniformi.
- **Farcitura dei Rollatini:**
- Disponi una fetta di prosciutto, una fetta di formaggio e una manciata di spinaci su ciascun petto di pollo appiattito.
- Arrotola il petto di pollo su sé stesso, chiudendo bene gli ingredienti all'interno e fissandolo con stuzzicadenti o spiedini per mantenerli chiusi.
- **Preparazione della Padella:**
- In una padella antiaderente resistente al forno, riscalda l'olio d'oliva a fuoco medio-alto.
- Aggiungi l'aglio tritato e rosola per circa 30 secondi finché diventa profumato.
- **Rosolatura dei Rollatini:**

- Disponi i rollatini di pollo nella padella e rosolali da entrambi i lati fino a quando diventano dorati, ci vorranno circa 3-4 minuti per lato.
- **Deglaze con Vino Bianco (opzionale):**
- Se desideri un tocco di sapore in più, versa il vino bianco secco nella padella e lascialo evaporare per circa 2 minuti.
- **Aggiunta di Brodo di Pollo:**
- Versa il brodo di pollo nella padella.
- Condisci i rollatini con sale, pepe e paprika dolce.
- Copri la padella con un coperchio resistente al forno.
- **Cottura al Forno:**
- Trasferisci la padella in forno preriscaldato e cuoci i rollatini per circa 20-25 minuti o fino a quando il pollo è cotto completamente e il formaggio è fuso.
- **Servizio:**

- Una volta cotti, rimuovi i rollatini dal forno e guarniscili con timo fresco o prezzemolo se desideri.
- Servi caldi, magari accompagnati da contorni come purè di patate o verdure grigliate.

I Rollatini di Pollo con Prosciutto e Formaggio sono un piatto elegante e delizioso che impressionerà i tuoi ospiti o rappresenterà una cena speciale per la famiglia. Il pollo tenero, il prosciutto saporito e il formaggio fuso si combinano in un'esplosione di sapori. Buon appetito!

3 SPIEDINI DI MAIALE ALLA SENAPE E MIELE

Ingredienti:

Per i Cubetti di Maiale:

- 500g di carne di maiale, tagliata a cubetti (puoi usare il maiale a scelta, come il filetto, la lonza o la spalla)
- Sale e pepe nero macinato fresco, q.b.
- 2 cucchiai di olio d'oliva

Per la Marinatura alla Senape e Miele:

- 3 cucchiai di senape di Dijon
- 2 cucchiai di miele
- 2 spicchi d'aglio, tritati finemente
- 2 cucchiai di aceto di vino bianco
- 1 cucchiaino di paprika dolce (opzionale)
- 1 cucchiaino di rosmarino secco (o 1 cucchiaio di rosmarino fresco tritato)
- Sale e pepe nero macinato fresco, q.b.

Per gli Spiedini:

- Bastoncini da spiedino in legno, precedentemente ammollati in acqua per 30 minuti per evitare che si brucino sulla griglia

Procedimento:

- **Preparazione dei Cubetti di Maiale:**
- Taglia la carne di maiale in cubetti di dimensioni simili.
- Condisci i cubetti di maiale con sale e pepe nero macinato fresco e oliarli leggermente con l'olio d'oliva.
- Metti i cubetti di maiale in una ciotola e mettili da parte.
- **Preparazione della Marinatura alla Senape e Miele:**
- In una ciotola, mescola la senape di Dijon, il miele, l'aglio tritato, l'aceto di vino bianco, la paprika (se la stai usando), il rosmarino e un pizzico di sale e pepe.
- Mescola bene fino a ottenere una marinatura omogenea.
- **Marinatura dei Cubetti di Maiale:**

- Versa la marinatura preparata sui cubetti di maiale nella ciotola e mescola bene per assicurarti che tutti i cubetti siano uniformemente rivestiti.
- Copri la ciotola con pellicola trasparente e lascia marinare in frigorifero per almeno 30 minuti, o idealmente per 2-4 ore per ottenere un sapore più intenso.
- **Montaggio degli Spiedini:**
- Prendi i bastoncini da spiedino precedentemente ammollati e infila i cubetti di maiale marinato su ciascun bastoncino. Alternativamente, puoi aggiungere anche pezzi di peperoni, cipolla o zucchine per ulteriore sapore e colore.
- **Cottura sulla Griglia:**
- Riscalda la griglia a fuoco medio-alto e spennellala con un po' di olio d'oliva per evitare che i cubetti di maiale si attacchino.

-     Disponi gli spiedini sulla griglia preriscaldata e cuocili per circa 10-15 minuti, girandoli occasionalmente, o fino a quando il maiale è cotto e ha sviluppato una crosticina dorata.
- **Servizio:**
-     Una volta cotti, trasferisci gli spiedini su un piatto da portata.
-     Puoi servire gli spiedini di maiale alla senape e miele con contorni come riso, patate arrosto o insalata.

Questi Spiedini di Maiale alla Senape e Miele sono perfetti per una grigliata all'aperto o una cena estiva. La marinatura ricca e saporita conferisce al maiale un sapore irresistibile, mentre la grigliatura crea una consistenza deliziosamente succulenta. Buon appetito!

4 TERRINA DI FEGATO D'ANATRA

Ingredienti:

Per la Terrina di Fegato d'Anatra:

- 500g di fegato d'anatra fresco e pulito
- 1 cipolla piccola, tritata finemente
- 2 spicchi d'aglio, tritati finemente
- 100 ml di brandy o Cognac
- 100 ml di panna fresca
- 2 uova intere
- 2 tuorli d'uovo
- 1 cucchiaino di sale
- 1/2 cucchiaino di pepe nero macinato fresco
- 1/4 cucchiaino di noce moscata
- 1/4 cucchiaino di paprika dolce
- Burro per imburrare la terrina

Per i Crostini di Pane Tostato:

- Baguette o pane rustico a fette
- Olio d'oliva extra vergine
- Sale e pepe nero macinato fresco

Procedimento:

Preparazione del Fegato d'Anatra:

- Inizia pulendo il fegato d'anatra da eventuali membrane o vene. Assicurati che il fegato sia fresco e di alta qualità.
- In una padella antiaderente, sciogli un po' di burro a fuoco medio-basso.
- Aggiungi la cipolla tritata e l'aglio tritato alla padella e rosolali leggermente fino a quando diventano traslucidi ma non dorati.
- Aggiungi il fegato d'anatra alla padella e rosolalo per circa 3-4 minuti da entrambi i lati. Il fegato dovrebbe essere rosato all'esterno ma leggermente rosa all'interno. Non cuocerlo troppo, altrimenti diventerà troppo secco.

- Sfuma il fegato con il brandy o il Cognac. Lascia evaporare l'alcol per circa 1-2 minuti.
- Trasferisci il fegato d' anatra rosolato in una ciotola e lascialo raffreddare leggermente.

Preparazione della Terrina:

- In un frullatore, metti il fegato d'anatra raffreddato e frullalo fino a ottenere una consistenza liscia.
- Aggiungi la panna fresca, le uova intere e i tuorli d'uovo al fegato frullato. Continua a frullare fino a ottenere un composto omogeneo.
- Aggiungi il sale, il pepe nero, la noce moscata e la paprika dolce al composto e mescola bene.

Montaggio e Cottura:

- Imburra una terrina da forno e versa il composto di fegato d'anatra all'interno.
- Copri la terrina con un coperchio o carta stagnola.
- Riempire una teglia da forno più grande con acqua calda fino a metà altezza delle pareti della terrina.
- Posiziona la terrina nel bagno d'acqua nel forno preriscaldato a 160°C (325°F) e cuoci per circa 45-60 minuti, o fino a quando la terrina risulta stabile e cotta al centro.

Preparazione dei Crostini di Pane Tostato:

- Nel frattempo, affetta il pane a fette sottili e spennellale con olio d'oliva extra vergine. Condisci con un pizzico di sale e pepe nero macinato fresco.
- Tosta le fette di pane nel forno preriscaldato a 180°C (350°F) per circa 5-7 minuti, o fino a quando diventano croccanti e leggermente dorati.

Servizio:

- Una volta cotta, lascia raffreddare la terrina di fegato d'anatra per circa 30 minuti a temperatura ambiente, quindi mettila in frigorifero per almeno 4 ore o durante la notte per farla solidificare.
  La Terrina di Fegato d'Anatra è un piatto elegante e ricco, perfetto per un'occasione speciale o una cena gourmet. La combinazione di sapori e la consistenza vellutata del fegato d'anatra lo rendono un piatto indimenticabile. Buon appetito!
- Taglia la terrina a fette e servila con i crostini di pane tostato.

5 TACOS DI BARBACOA

Ingredienti:

Per la Barbacoa:

- 500g di carne di manzo (puoi usare il manzo a scelta, come il petto o la spalla)
- 2 cucchiai di olio d'oliva
- 1 cipolla, tritata finemente
- 4 spicchi d'aglio, tritati finemente
- 2 cucchiaini di cumino in polvere
- 1 cucchiaino di paprika
- 1 cucchiaino di pepe nero macinato fresco
- 1/2 cucchiaino di peperoncino in polvere (regola la quantità in base al tuo gusto)
- 1/2 cucchiaino di origano secco
- 1 foglia di alloro
- Sale q.b.
- 2 tazze di brodo di manzo (puoi anche usare acqua)
- Succo di 2 lime

Per i Tacos:

- Piccole tortillas di mais o farina
- Cipolla rossa, affettata sottilmente
- Coriandolo fresco, tritato
- Salsa piccante (opzionale)
- Fette di lime per servire

Procedimento:

Preparazione della Barbacoa:

- Inizia tagliando la carne di manzo in pezzi di dimensioni uniformi.
- In una grande pentola o casseruola, riscalda l'olio d'oliva a fuoco medio-alto.
- Aggiungi la cipolla tritata e l'aglio tritato e soffriggi finché diventano dorati e traslucidi.
- Aggiungi la carne di manzo tagliata e rosolala da tutti i lati fino a quando diventa dorata.
- Aggiungi il cumino in polvere, la paprika, il pepe nero, il peperoncino in polvere,

l'origano, la foglia di alloro e una generosa spruzzata di sale. Mescola bene per distribuire uniformemente le spezie.

- Versa il brodo di manzo (o l'acqua) sulla carne e porta il tutto a ebollizione.
- Riduci la fiamma a bassa intensità, copri la pentola e lascia stufare lentamente la carne per circa 2-3 ore, o finché diventa tenera e si sfilaccia facilmente. Mescola di tanto in tanto e aggiungi più brodo se necessario per evitare che la carne si asciughi troppo.
- Una volta cotta, rimuovi la foglia di alloro e usa due forchette per sfilacciare la carne direttamente nella pentola. Aggiungi il succo di lime e mescola bene.

Montaggio dei Tacos:

- Scaldi le tortillas in una padella antiaderente leggermente oliata fino a quando sono calde e morbide.
- Prepara ciascuna tortilla con una porzione di carne di manzo barbacoa sfilacciata.
- Aggiungi fette di cipolla rossa affettata sottilmente e coriandolo fresco tritato sopra la carne.
- Se desideri, aggiungi una spruzzata di salsa piccante per un tocco di calore extra.
- Serve i tuoi Tacos di Barbacoa con fette di lime per un po' di acidità.

I Tacos di Barbacoa sono un piatto tradizionale messicano ricco di sapore e perfetto per una cena informale o una festa con gli amici. La carne stufata lentamente con le spezie offre un sapore succulento e avvolgente, mentre le cipolle e il coriandolo fresco aggiungono freschezza. Spero che tu li apprezzi!

6 SFORMATINI DI CARNE CON FUNGHI

Ingredienti:

Per gli Sformatini di Carne con Funghi:

- 300g di carne macinata (puoi usare carne di manzo, maiale o una combinazione)
- 200g di funghi champignon, puliti e tritati finemente
- 1 cipolla, tritata finemente
- 2 spicchi d'aglio, tritati finemente
- 2 cucchiai di olio d'oliva
- 1 cucchiaino di timo secco (o 1 cucchiaio di timo fresco tritato)
- 1 cucchiaino di rosmarino secco (o 1 cucchiaio di rosmarino fresco tritato)
- Sale e pepe nero macinato fresco, q.b.
- 3 uova
- 1/2 tazza di latte
- 1/2 tazza di formaggio grattugiato (puoi usare parmigiano, pecorino o cheddar)
- Burro o olio d'oliva per imburrare gli stampini

Per la Salsa Cremosa (opzionale):

- 1/2 tazza di panna fresca
- 2 cucchiai di burro
- 2 cucchiai di farina
- Sale e pepe nero macinato fresco, q.b.
- Prezzemolo fresco tritato per guarnire

Procedimento:

Preparazione degli Sformatini di Carne con Funghi:

- In una padella, riscalda l'olio d'oliva a fuoco medio-alto. Aggiungi la cipolla tritata e l'aglio tritato e soffriggi fino a quando diventano traslucidi.
- Aggiungi la carne macinata alla padella e rosolala fino a quando è ben cotta e dorata.
- Aggiungi i funghi tritati, il timo, il rosmarino, il sale e il pepe alla carne e continua a cuocere per altri 5-7 minuti, o finché i funghi abbiano rilasciato il loro liquido e

siano cotti.
- Scola eventuali eccessi di liquido dalla padella e lascia raffreddare leggermente la miscela di carne e funghi.
- In una ciotola separata, sbatti le uova e aggiungi il latte e il formaggio grattugiato. Mescola bene.
- Unisci la miscela di carne e funghi all'impasto di uova e mescola fino a ottenere un composto omogeneo.
- Imburra o olea gli stampini per sformatini (puoi usare stampini da muffin o stampini singoli da soufflé).
- Riempire gli stampini con il composto di carne e funghi fino a 3/4 di capacità.

Cottura e Servizio:
- Preriscalda il forno a 180°C (350°F).

- Metti gli stampini su una teglia da forno e cuocili nel forno preriscaldato per circa 20-25 minuti, o finché gli sformatini siano gonfi e dorati in superficie.
- Nel frattempo, puoi preparare la salsa cremosa (opzionale): In una piccola pentola, sciogli il burro a fuoco medio. Aggiungi la farina e mescola bene fino a ottenere una pastella dorata. Versa lentamente la panna fresca, continuando a mescolare, finché la salsa si addensa. Condisci con sale e pepe a piacere.
- Una volta cotti gli sformatini, sfornali e lasciali raffreddare leggermente per qualche minuto.
- Sformali dagli stampini e servili caldi, guarniti con la salsa cremosa (se desideri) e prezzemolo fresco tritato.

Gli Sformatini di Carne con Funghi sono un piatto delizioso e soddisfacente, perfetto come antipasto o piatto principale. La carne macinata e i funghi si combinano in un sapore ricco e gli sformatini sono resi cremosi dall'aggiunta di uova e formaggio. Buon appetito!

7 BOCCONCINI DI POLLO AL SESAMO

Ingredienti:

Per i Bocconcini di Pollo:

- 500g di petto di pollo, tagliato a cubetti
- 1 tazza di pangrattato
- 1/2 tazza di semi di sesamo
- 2 uova, sbattute
- 1/4 di tazza di farina
- Sale e pepe nero macinato fresco, q.b.
- Olio d'oliva extra vergine per ungere la teglia

Per la Salsa al Sesamo:

- 1/4 di tazza di tahini (crema di semi di sesamo)
- 2 cucchiai di salsa di soia
- 1 cucchiaio di miele
- 1 cucchiaio di aceto di riso
- 1 cucchiaino di olio di sesamo
- 1 spicchio d'aglio, tritato finemente
- Acqua, q.b. per raggiungere la consistenza desiderata
- Semi di sesamo tostati per guarnire

Procedimento:

Preparazione dei Bocconcini di Pollo al Sesamo:

- Inizia preriscaldando il forno a 200°C (390°F) e ungi una teglia con olio d'oliva extra vergine.
- In una ciotola, mescola il pangrattato e i semi di sesamo. Aggiungi un pizzico di sale e pepe nero macinato fresco e mescola bene.
- Passa ciascun cubetto di pollo nella farina, assicurandoti di coprirlo uniformemente.
- Intingi il pollo nelle uova sbattute.
- Passa il pollo nella miscela di pangrattato e semi di sesamo, premendo

leggermente in modo che l'impanatura aderisca bene.

- Disponi i bocconcini di pollo impanati sulla teglia preparata.
- Cuoci i bocconcini di pollo nel forno preriscaldato per circa 20-25 minuti, o fino a quando sono dorati e cotti completamente, girandoli a metà cottura.

Preparazione della Salsa al Sesamo:

- Mentre i bocconcini di pollo cuociono, prepara la salsa al sesamo. In una ciotola, mescola il tahini, la salsa di soia, il miele, l'aceto di riso, l'olio di sesamo e l'aglio tritato.
- Aggiungi acqua poco alla volta e mescola fino a ottenere la consistenza desiderata. La salsa dovrebbe essere liscia e versabile.

Servizio:

- Una volta cotti i bocconcini di pollo al sesamo, togli la teglia dal forno.
- Servi i bocconcini di pollo caldi, accompagnati dalla salsa al sesamo e guarnisci con semi di sesamo tostati per un tocco croccante.

I Bocconcini di Pollo al Sesamo sono un piatto gustoso e croccante con un sapore ricco di sesamo e una salsa al sesamo cremosa per un tocco extra di delizia. Sono perfetti come antipasto o piatto principale. Buon appetito!

8 POLPETTINE DI AGNELLO CON SALSA ALLA MENTA

Ingredienti:

Per le Polpettine di Agnello:

- 500g di carne di agnello macinata
- 1/2 cipolla rossa, tritata finemente
- 2 spicchi d'aglio, tritati finemente
- 1/4 di tazza di prezzemolo fresco, tritato
- 1 cucchiaino di cumino in polvere
- 1/2 cucchiaino di paprika dolce
- 1/2 cucchiaino di cannella in polvere
- Sale e pepe nero macinato fresco, q.b.
- Olio d'oliva extra vergine per ungere la teglia

Per la Salsa alla Menta:

- 1 tazza di yogurt greco
- 2 cucchiai di menta fresca, tritata finemente
- Succo di 1 limone
- Sale e pepe nero macinato fresco, q.b.

Procedimento:

Preparazione delle Polpettine di Agnello:

- In una ciotola grande, unisci la carne di agnello macinata, la cipolla rossa tritata, l'aglio tritato, il prezzemolo fresco, il cumino in polvere, la paprika dolce, la cannella in polvere, il sale e il pepe nero macinato fresco.
- Mescola bene tutti gli ingredienti fino a ottenere un composto omogeneo.
- Prendi una piccola porzione di composto e forma delle polpettine rotonde, del diametro di circa 2,5 cm. Continua finché hai formato tutte le polpettine.
- Ungi una teglia con olio d'oliva extra vergine.
- Disponi le polpettine sulla teglia preparata, assicurandoti di lasciare uno spazio sufficiente tra di esse.

Cottura delle Polpettine di Agnello:

- Preriscalda il forno a 180°C (350°F).
- Cuoci le polpettine nel forno preriscaldato per circa 20-25 minuti, o fino a quando sono ben cotte e dorati sulla superficie.

Preparazione della Salsa alla Menta:

- Mentre le polpettine cuociono, prepara la salsa alla menta. In una ciotola, mescola lo yogurt greco, la menta fresca tritata, il succo di limone, il sale e il pepe nero macinato fresco. Mescola bene fino a ottenere una salsa cremosa e aromatica.

Servizio:

- Una volta cotte le polpettine di agnello, togli la teglia dal forno.
- Servi le polpettine calde, accompagnate dalla salsa alla menta.

Le Polpettine di Agnello con Salsa alla Menta sono un piatto saporito e aromatico con il gusto distintivo dell'agnello e la freschezza della menta. Sono ideali come antipasto o come piatto principale servito con contorni come riso, couscous o insalata. Buon appetito!

9 BRUSCHETTE CON PANCETTA E FICHI

Ingredienti:

- 4 fette di pane rustico (puoi usare baguette, ciabatta o un altro pane a tua scelta)
- 8 fette sottili di pancetta
- 4 fichi freschi, tagliati a fette sottili
- Miele per condire
- Olio d'oliva extra vergine
- Sale e pepe nero macinato fresco
- Foglie di basilico fresco per guarnire (opzionale)

Procedimento:

Preparazione delle Bruschette:

- Inizia preriscaldando il grill del forno o una griglia. Puoi anche utilizzare una padella antiaderente.
- Spennella leggermente le fette di pane con olio d'oliva extra vergine su entrambi i lati.
- Cuoci le fette di pane nel grill o sulla griglia per 1-2 minuti per lato, o finché diventano croccanti e leggermente dorati. Se stai usando una padella, tosta le fette di pane in entrambi i lati fino a quando sono croccanti.

Preparazione della Pancetta:

- Mentre il pane si sta tostando, cuoci la pancetta in una padella antiaderente a fuoco medio-alto fino a quando diventa croccante. Non è necessario aggiungere olio, poiché la pancetta rilascerà il proprio grasso durante la cottura.
- Una volta cotta, trasferisci la pancetta su un piatto foderato con carta assorbente per assorbire l'eccesso di grasso.

Montaggio delle Bruschette:

- Posiziona le fette di pane croccante su un piatto da portata.
- Aggiungi due fette di pancetta croccante su ciascuna fetta di pane.
- Disponi le fette di fichi freschi sopra la pancetta.
- Spruzza un filo di miele sopra ogni bruschetta.

- Concludi con una leggera macinata di pepe nero e una leggera spolverata di sale (la pancetta è già salata, quindi fallo con moderazione).
- Se lo desideri, guarnisci ogni bruschetta con alcune foglie di basilico fresco per un tocco di freschezza e colore.

Servizio:

- Servi le Bruschette con Pancetta e Fichi immediatamente, mentre il pane è ancora caldo e croccante.

Queste Bruschette con Pancetta e Fichi sono un'esplosione di sapori, con la dolcezza dei fichi che si sposa perfettamente con il sapore salato e croccante della pancetta. Il tocco di miele aggiunge un elemento dolce e delicato. Sono perfette come antipasto o come stuzzichino per un'occasione speciale. Buon appetito!

10 CROSTINI CON CONIGLIO AFFUMICATO

Ingredienti:

- 4 fette di pane rustico (puoi usare baguette, ciabatta o un altro pane a tua scelta)
- 150g di coniglio affumicato, tagliato a fette sottili
- 1/2 cipolla rossa, affettata sottilmente
- Aceto balsamico per condire
- Olio d'oliva extra vergine
- Sale e pepe nero macinato fresco
- Prezzemolo fresco tritato per guarnire (opzionale)

Procedimento:

Preparazione dei Crostini:

- Inizia preriscaldando il grill del forno o una griglia. Puoi anche utilizzare una padella antiaderente.
- Spennella leggermente le fette di pane con olio d'oliva extra vergine su entrambi i lati.
- Cuoci le fette di pane nel grill o sulla griglia per 1-2 minuti per lato, o finché diventano croccanti e leggermente dorati. Se stai usando una padella, tosta le fette di pane in entrambi i lati fino a quando sono croccanti.

Montaggio dei Crostini:

- Posiziona le fette di pane croccante su un piatto da portata.
- Adagia con delicatezza le fette di coniglio affumicato sopra le fette di pane tostato.
- Distribuisci le fette sottili di cipolla rossa sopra il coniglio affumicato.
- Spruzza un filo di aceto balsamico sopra ciascun crostino. Inizia con una piccola quantità e aggiungi di più se desideri un sapore più deciso.
- Concludi con una leggera macinata di pepe nero e una leggera spolverata di sale (la carne affumicata può già essere salata, quindi fallo con moderazione).

Servizio:

- Servi i Crostini con Coniglio Affumicato immediatamente, mentre il pane è

ancora caldo e croccante.
Questi Crostini con Coniglio Affumicato sono un antipasto sofisticato e pieno di sapore,
perfetto per occasioni speciali o come stuzzichino gourmet. La dolcezza della cipolla
rossa e l'aceto balsamico si sposano perfettamente con il gusto affumicato del coniglio.
Buon appetito!

Se lo desideri, guarnisci ogni crostino con un po' di prezzemolo fresco tritato per
un tocco di freschezza e colore.

PRIMI PIATTI A BASE DI CARNE: UN VIAGGIO TRA SAPORI E TRADIZIONI

I primi piatti a base di carne rappresentano un capitolo ricco e sfaccettato nella vasta epopea della cucina. Questi piatti, spesso associati a comfort food e sapori avvolgenti, abbracciano una varietà di forme, ingredienti e tradizioni culinarie. Dallo splendore seducente delle tagliatelle al tartufo alle zuppe fumanti di carne e orzo, questi piatti incarnano l'essenza della cucina che ha il potere di nutrire il corpo e l'anima.

La pasta, con la sua versatilità senza tempo, si presta come tela ideale per creare opere d'arte gastronomiche. Dalle linguine al salmone al ragù di cinghiale su pappardelle, la pasta cattura e trasmette i sapori intensi delle carni che la accompagnano. Ogni piatto offre la possibilità di raggiungere il punto perfetto di cottura, dall'al dente, con quella resistenza soddisfacente tra i denti, al ben cotto, dove la pasta si fonde in un abbraccio con il condimento.

Il risotto, con la sua cremosità avvolgente, si eleva a un'arte culinaria a sé stante. I risotti di carne, arricchiti con brasati di manzo, salsicce saporite o fegato d'anatra, offrono una sinfonia di consistenze e aromi. La pazienza richiesta nella preparazione del risotto è premiata con ogni cucchiaiata di bontà, mentre il parmigiano fuso conferisce profondità e complessità ai piatti. La cottura del risotto è una danza tra il brodo aggiunto gradualmente e il mescolamento costante fino a raggiungere la consistenza cremosa desiderata.

Le zuppe di carne, anch'esse, offrono una prospettiva completamente diversa. Sia che si tratti di una zuppa di lenticchie con salsiccia piccante o di una zuppa di carne di manzo e verdure, queste preparazioni sono un abbraccio caldo nei giorni più freddi. Le lunghe cotture permettono alla carne di diventare tenera e saporita, mentre gli aromi delle erbe e delle spezie si diffondono lentamente in ogni cucchiaio. La consistenza delle zuppe può variare da densa e corposa a leggera e brodosa, a seconda della tradizione culinaria e delle preferenze personali.

I primi piatti a base di carne non sono solo una questione di gusti e sapori; sono un'espressione di cultura e tradizione culinaria. Ogni piatto racconta una storia di generazioni che hanno affinato le loro ricette e le loro tecniche, creando un'eredità di sapori che oggi possiamo apprezzare e condividere.

In questo viaggio attraverso i primi piatti a base di carne, esploreremo le tecniche di preparazione, le cotture tradizionali e le interpretazioni moderne. Scopriremo come ingredienti semplici possano trasformarsi in piatti straordinari e come il talento culinario possa essere espresso attraverso la creatività e l'amore per il cibo. Sia che tu sia un appassionato gourmet o un cuoco casalingo, c'è sempre qualcosa di nuovo da imparare e sperimentare nella cucina dei primi piatti a base di carne. Buon viaggio!

11 PAPPARDELLE AL CINGHIALE

Ingredienti:

- 300g di pappardelle (puoi anche usarle fatte in casa)
- 400g di carne di cinghiale macinata
- 1 cipolla, tritata finemente
- 2 spicchi d'aglio, tritati finemente
- 2 carote, tagliate a cubetti piccoli
- 2 gambi di sedano, tagliati a cubetti piccoli
- 400g di pomodori pelati (in scatola o freschi)
- 1 tazza di vino rosso
- 1 tazza di brodo di carne
- 2 cucchiai di olio d'oliva extra vergine
- 2 foglie di alloro
- 1 rametto di rosmarino fresco
- Sale e pepe nero macinato fresco, q.b.
- Formaggio Parmigiano grattugiato per guarnire (opzionale)
- Prezzemolo fresco tritato per guarnire (opzionale)

Procedimento:

Preparazione del Ragù di Cinghiale:

- In una grande pentola, scalda l'olio d'oliva extra vergine a fuoco medio.
- Aggiungi la cipolla tritata, l'aglio tritato, le carote e il sedano. Soffriggi le verdure fino a quando diventano tenere e la cipolla diventa traslucida.
- Aggiungi la carne di cinghiale macinata e rosolala finché diventa dorata.
- Versa il vino rosso nella pentola e lascialo evaporare, mescolando di tanto in tanto.
- Aggiungi i pomodori pelati e schiacciali con una spatola o un cucchiaio di legno. Aggiungi il brodo di carne, le foglie di alloro e il rosmarino fresco. Mescola bene il tutto.
- Porta il ragù a ebollizione, quindi riduci il fuoco a basso, copri la pentola e lascia cuocere a fuoco lento per almeno 2 ore. Mescola di tanto in tanto e, se necessario,

aggiungi un po' d'acqua o brodo se il ragù si asciuga troppo.

- Il ragù sarà pronto quando la carne di cinghiale sarà tenera e il sugo sarà diventato denso e saporito. Rimuovi le foglie di alloro e il rosmarino.

Preparazione delle Pappardelle:

- Nel frattempo, porta una pentola di acqua salata a ebollizione.
- Cuoci le pappardelle seguendo le istruzioni sulla confezione o fino a quando sono al dente. Scolale e tieni da parte un po' di acqua di cottura.

Assemblaggio e Servizio:

- Unisci le pappardelle al ragù di cinghiale nella pentola e mescola delicatamente. Se il sugo sembra troppo denso, puoi aggiungere un po' di acqua di cottura delle pappardelle per allungarlo leggermente.

- Assaggia il piatto e aggiusta di sale e pepe nero macinato fresco a piacere.
- Servi le Pappardelle al Cinghiale calde, guarnite con formaggio Parmigiano grattugiato e prezzemolo fresco tritato, se lo desideri.

Le Pappardelle al Cinghiale sono un piatto ricco e saporito che combina la delicatezza delle pappardelle con il gusto robusto del ragù di cinghiale. Sono perfette per un'occasione speciale o come comfort food durante le serate più fredde. Buon appetito!

12 TORTELLINI AL BRASATO DI MANZO

Ingredienti:

Per i Tortellini:

- 250g di tortellini ripieni di carne di manzo (puoi trovarli in negozi di alimentari o farli in casa)
- Acqua salata per la cottura dei tortellini

Per la Salsa al Brasato di Manzo:

- 400g di carne di manzo per brasato (ad esempio, spalla di manzo)
- 1 cipolla, tritata finemente
- 2 carote, tagliate a cubetti
- 2 gambi di sedano, tagliati a cubetti
- 2 spicchi d'aglio, tritati finemente
- 2 tazze di brodo di carne
- 1 tazza di vino rosso
- 2 cucchiai di olio d'oliva extra vergine
- 2 foglie di alloro
- 1 rametto di rosmarino fresco
- Sale e pepe nero macinato fresco, q.b.

Procedimento:

Preparazione della Salsa al Brasato di Manzo:

- Inizia preparando il brasato di manzo. Taglia la carne di manzo a cubetti di circa 2,5 cm.
- In una grande pentola o casseruola, scalda l'olio d'oliva extra vergine a fuoco medio-alto.
- Aggiungi la carne di manzo e rosolala fino a quando diventa dorata su tutti i lati. Trasferisci la carne in un piatto e tienila da parte.
- Nella stessa pentola, aggiungi la cipolla, le carote, il sedano e l'aglio. Soffriggi le verdure fino a quando diventano tenere e la cipolla diventa traslucida.
- Versa il vino rosso nella pentola e raschia il fondo con un cucchiaio di legno per

liberare tutti i fondi di cottura.

- Aggiungi la carne di manzo rosolata nella pentola, insieme alle foglie di alloro e al rosmarino fresco. Versa il brodo di carne fino a coprire completamente la carne.
- Porta la salsa a ebollizione, quindi riduci il fuoco a basso, copri la pentola e lascia cuocere a fuoco lento per almeno 2 ore, mescolando di tanto in tanto. La carne dovrebbe diventare tenera e il sugo dovrebbe addensarsi.
- Assaggia la salsa e aggiusta di sale e pepe nero macinato fresco a piacere.

Preparazione dei Tortellini:

- Nel frattempo, porta una pentola di acqua salata a ebollizione.
- Cuoci i tortellini seguendo le istruzioni sulla confezione o fino a quando sono al dente. Saranno pronti in pochi minuti.

Assemblaggio e Servizio:

- Scolali i tortellini e disponili in piatti individuali.
- Versa abbondante salsa al brasato di manzo sopra i tortellini.
- Servi i Tortellini al Brasato di Manzo caldi, magari guarniti con qualche rametto di rosmarino fresco o formaggio Parmigiano grattugiato, se lo desideri.

I Tortellini al Brasato di Manzo sono un piatto ricco e succulento che combina la delicatezza dei tortellini con il sapore avvolgente del brasato di manzo. Sono perfetti per un'occasione speciale o quando desideri un comfort food che ti riscaldi il cuore. Buon appetito!

13 RAVIOLI DI AGNELLO CON SALSA AL ROSMARINO

Ingredienti:

Per i Ravioli:

- 250g di ravioli ripieni di agnello (puoi trovarli in negozi di alimentari o farli in casa)
- Acqua salata per la cottura dei ravioli

Per la Salsa al Rosmarino:

- 2 cucchiai di burro
- 2 spicchi d'aglio, tritati finemente
- 1 rametto di rosmarino fresco
- 1/2 tazza di panna fresca
- Sale e pepe nero macinato fresco, q.b.
- Formaggio Parmigiano grattugiato per guarnire (opzionale)

Procedimento:

Preparazione della Salsa al Rosmarino:

- In una padella grande, fai sciogliere il burro a fuoco medio.
- Aggiungi l'aglio tritato e il rosmarino fresco alla padella. Soffriggi per circa un minuto, finché l'aglio diventa aromatico e leggermente dorato.
- Abbassa la fiamma e aggiungi la panna fresca alla padella. Mescola bene per combinare gli ingredienti.
- Continua a cuocere la salsa a fuoco medio-basso, mescolando di tanto in tanto, finché inizia a addensarsi leggermente. Questo dovrebbe richiedere circa 5-7 minuti.
- Assaggia la salsa e aggiusta di sale e pepe nero macinato fresco a piacere. Rimuovi il rosmarino fresco dalla salsa e tieni da parte.

Preparazione dei Ravioli:

- Nel frattempo, porta una pentola di acqua salata a ebollizione.
- Cuoci i ravioli seguendo le istruzioni sulla confezione o fino a quando sono al dente. Solitamente, ci vorranno pochi minuti per cuocerli.

Assemblaggio e Servizio:

- Scolali i ravioli e disponili nei piatti individuali.
- Versa la salsa al rosso profumata al rosmarino sopra i ravioli.
- Guarnisci con una leggera spolverata di formaggio Parmigiano grattugiato, se lo desideri.

I Ravioli di Agnello con Salsa al Rosmarino sono un piatto raffinato che unisce il gusto avvolgente dell'agnello con la freschezza del rosmarino e la cremosità della salsa al rosso. Sono ideali per un'occasione speciale o per coccolarti con un pasto delizioso. Buon appetito!

14 SPAGHETTI ALLA CARBONARA DI GUANCIALE DI MAIALE

Ingredienti:

- 350g di spaghetti
- 150g di guanciale di maiale (o pancetta), tagliato a cubetti
- 3 uova
- 100g di formaggio Pecorino Romano grattugiato
- 1 spicchio d'aglio, pelato ma intero (opzionale)
- Sale e pepe nero macinato fresco, q.b.
- Prezzemolo fresco tritato per guarnire (opzionale)

Procedimento:

Preparazione della Carbonara:

- In una ciotola, sbatti le uova con il formaggio Pecorino Romano grattugiato. Aggiungi una generosa macinata di pepe nero e continua a mescolare fino a ottenere un composto omogeneo. Metti da parte.
- In una padella antiaderente grande, scalda a fuoco medio-basso il guanciale di maiale (o pancetta) finché diventa dorato e croccante. Se desideri, puoi aggiungere uno spicchio d'aglio intero per aromatizzare l'olio (rimuovilo in seguito).
- Nel frattempo, porta una pentola di acqua salata a ebollizione.
- Cuoci gli spaghetti seguendo le istruzioni sulla confezione o fino a quando sono al dente. Saranno pronti in pochi minuti.
- Quando gli spaghetti sono quasi pronti, rimuovi l'aglio dalla padella con il guanciale.

Assemblaggio e Servizio:

- Scola gli spaghetti, ma assicurati di conservare una piccola quantità di acqua di cottura.
- Trasferisci gli spaghetti nella padella con il guanciale croccante e mescola bene per distribuire il grasso del guanciale in modo uniforme.

- Togli la padella dal fuoco e versa il composto di uova e formaggio sopra gli spaghetti. Mescola rapidamente e con decisione per evitare che le uova si coagulino e diventino una frittata.
- Se la salsa sembra troppo densa, puoi aggiungere un po' dell'acqua di cottura degli spaghetti per renderla più cremosa.
- Assaggia e aggiusta di sale e pepe nero macinato fresco a piacere.
- Servi gli Spaghetti alla Carbonara di Guanciale di Maiale immediatamente, guarnendo con prezzemolo fresco tritato se lo desideri.

Gli Spaghetti alla Carbonara sono un classico della cucina italiana, con il loro sapore ricco e cremoso dato dall'uovo e dal formaggio Pecorino, abbinato alla croccantezza del guanciale di maiale. Questo piatto è semplice ma delizioso, perfetto per un pranzo o una cena tradizionale italiana. Buon appetito!

15 CAVATELLI CON SALSICCIA E BROCCOLI RABE

Ingredienti:

- 350g di cavatelli (puoi trovare la pasta fresca o secca)
- 2 salsicce italiane (dolci o piccanti, a tua scelta)
- 1 mazzetto di broccoli rabe (rapini), puliti e tagliati a pezzi
- 2 spicchi d'aglio, tritati finemente
- 3 cucchiai di olio d'oliva extra vergine
- Peperoncino rosso secco (opzionale, per un tocco piccante)
- Sale e pepe nero macinato fresco, q.b.
- Formaggio Pecorino Romano grattugiato per guarnire (opzionale)

Procedimento:

Preparazione dei Broccoli Rabe:

- Porta una pentola d'acqua salata a ebollizione. Aggiungi i broccoli rabe tagliati e cuocili per 2-3 minuti, o finché diventano teneri. Scolali e mettili da parte.

Preparazione delle Salsicce e della Pasta:

- In una padella grande, scotta le salsicce italiane a fuoco medio-alto. Sbriciolale con una spatola o un cucchiaio di legno mentre cuociono finché diventano ben rosolate e cotte. Trasferisci le salsicce in un piatto e tienile da parte.
- Nella stessa padella, aggiungi l'olio d'oliva e l'aglio tritato. Se desideri un tocco piccante, puoi aggiungere anche un pezzetto di peperoncino rosso secco. Soffriggi l'aglio e il peperoncino a fuoco medio fino a quando l'aglio diventa aromatico, ma assicurati di non farlo bruciare.
- Aggiungi i broccoli rabe precedentemente cotti nella padella con l'aglio. Mescola bene per distribuire l'aglio e l'olio in modo uniforme sui broccoli.

Cottura della Pasta e Assemblaggio:

- Nel frattempo, porta una pentola di acqua salata a ebollizione.
- Cuoci i cavatelli seguendo le istruzioni sulla confezione o fino a quando sono al dente. Saranno pronti in pochi minuti.
- Scolali e tieni da parte una piccola quantità di acqua di cottura.

- Aggiungi le salsicce sbriciolate alla padella con i broccoli rabe. Mescola bene per riscaldare le salsicce.
- Aggiungi i cavatelli nella padella e mescola delicatamente per combinare tutti gli ingredienti. Se la pasta sembra troppo asciutta, puoi aggiungere un po' di acqua di cottura dei cavatelli per renderla più cremosa.
- Assaggia il piatto e aggiusta di sale e pepe nero macinato fresco a piacere.
- Servi i Cavatelli con Salsiccia e Broccoli Rabe caldi, guarnendo con formaggio Pecorino Romano grattugiato se lo desideri.

Questo piatto di Cavatelli con Salsiccia e Broccoli Rabe è un classico della cucina italiana, con una combinazione di sapori e consistenze che lo rendono irresistibile. È un piatto rustico e saporito perfetto per le giornate invernali o quando desideri un comfort food italiano. Buon appetito!

16 FUSILLI AL CURRY DI POLLO

Ingredienti:

- 300g di fusilli (o la pasta corta a tua scelta)
- 2 petti di pollo, tagliati a cubetti
- 1 cipolla, tritata finemente
- 2 spicchi d'aglio, tritati finemente
- 1 peperone rosso, tagliato a strisce sottili
- 1 peperone giallo, tagliato a strisce sottili
- 2 cucchiai di olio d'oliva extra vergine
- 2 cucchiai di pasta di curry (a tua scelta di intensità)
- 400ml di latte di cocco
- 1 cucchiaio di curry in polvere
- 1 cucchiaino di curcuma in polvere
- Sale e pepe nero macinato fresco, q.b.
- Coriandolo fresco tritato per guarnire (opzionale)

Procedimento:

Preparazione del Curry di Pollo:

- In una padella grande, scalda l'olio d'oliva extra vergine a fuoco medio-alto.
- Aggiungi la cipolla tritata e l'aglio tritato. Soffriggi finché diventano morbidi e aromatici.
- Aggiungi i cubetti di pollo nella padella e rosolali finché diventano dorati su tutti i lati.
- Aggiungi le strisce di peperone rosso e giallo nella padella. Soffriggi il tutto per alcuni minuti finché i peperoni diventano teneri.
- Aggiungi la pasta di curry e mescola bene per distribuirla uniformemente tra gli ingredienti.
- Versa il latte di cocco nella padella e mescola fino a ottenere un curry cremoso.
- Aggiungi il curry in polvere, la curcuma, il sale e il pepe nero macinato fresco a piacere. Mescola bene e lascia cuocere a fuoco medio-basso per 10-15 minuti, finché il pollo è cotto e il curry è diventato delizioso e aromatico. Se la salsa sembra troppo densa, puoi aggiungere un po' d'acqua.

Preparazione dei Fusilli:

- Nel frattempo, porta una pentola di acqua salata a ebollizione.
- Cuoci i fusilli seguendo le istruzioni sulla confezione o fino a quando sono al dente. Saranno pronti in pochi minuti.

Assemblaggio e Servizio:

- Scola i fusilli e aggiungili direttamente nella padella con il curry di pollo. Mescola bene per combinare gli ingredienti.
- Assicurati che il piatto sia ben caldo e poi servi i Fusilli al Curry di Pollo.
- Guarnisci con coriandolo fresco tritato, se lo desideri, per un tocco fresco.

I Fusilli al Curry di Pollo sono una deliziosa combinazione di pasta cremosa e curry aromatico con peperoni colorati. Questo piatto è ricco di sapore ed è perfetto per chi ama il curry e desidera una cena abbondante. Buon appetito!

17 LASAGNE AL RAGU DI ANATRA

Ingredienti:

Per il Ragu di Anatra:

- 2 cosce d'anatra disossate
- 1 cipolla, tritata finemente
- 2 carote, tagliate a cubetti
- 2 gambi di sedano, tagliati a cubetti
- 2 spicchi d'aglio, tritati finemente
- 1 lattina (400g) di pomodori pelati
- 1 tazza di vino rosso
- 2 cucchiai di olio d'oliva extra vergine
- 2 foglie di alloro
- 1 rametto di rosmarino fresco
- Sale e pepe nero macinato fresco, q.b.

Per le Lasagne:

- 250g di lasagne fresche o secche
- 500g di ricotta
- 1 uovo
- 1/2 tazza di formaggio Parmigiano Reggiano grattugiato
- Sale e pepe nero macinato fresco, q.b.
- 200g di mozzarella fresca, tagliata a cubetti

Procedimento:

Preparazione del Ragu di Anatra:

- In una pentola grande, scalda l'olio d'oliva extra vergine a fuoco medio.
- Aggiungi le cosce d'anatra e rosolale fino a quando diventano ben dorate su tutti i lati. Trasferisci le cosce in un piatto e tienile da parte.
- Nella stessa pentola, aggiungi la cipolla, le carote e il sedano. Soffriggi le verdure finché diventano tenere e la cipolla diventa traslucida.
- Aggiungi l'aglio tritato e continua a cuocere per un minuto fino a quando diventa

aromatico.

- Versa il vino rosso nella pentola e raschia il fondo con un cucchiaio di legno per liberare tutti i fondi di cottura.
-   Aggiungi le cosce d'anatra rosolate nella pentola, insieme alle foglie di alloro e al rosmarino fresco. Versa i pomodori pelati e schiacciali con una forchetta. Aggiungi sale e pepe nero macinato fresco a piacere.
- Porta il ragù di anatra a ebollizione, quindi riduci il fuoco a basso, copri la pentola e lascia cuocere a fuoco lento per almeno 2 ore, mescolando di tanto in tanto. La carne d'anatra dovrebbe diventare tenera e il ragù dovrebbe addensarsi.

Preparazione delle Lasagne:

- Nel frattempo, porta una pentola di acqua salata a ebollizione.

- Cuoci le lasagne seguendo le istruzioni sulla confezione o fino a quando sono al dente. Saranno pronte in pochi minuti.
- Mentre le lasagne cuociono, prepara il ripieno. In una ciotola, mescola la ricotta con l'uovo e il formaggio Parmigiano Reggiano grattugiato. Aggiungi sale e pepe nero macinato fresco a piacere.

Assemblaggio e Cottura:

- Preriscalda il forno a 180°C.
- Scola le lasagne e mettile su un canovaccio pulito per asciugarle leggermente.
- In una teglia da forno, stendi uno strato di ragù di anatra, seguito da uno strato di lasagne.
- Aggiungi uno strato di ripieno di ricotta, quindi distribuisci i cubetti di mozzarella fresca.
- Ripeti il processo creando strati alternati di ragù, lasagne, ripieno di ricotta e mozzarella. L'ultimo strato dovrebbe essere di ragù.
- Copri la teglia con alluminio e inforna per circa 25-30 minuti.
- Rimuovi l'alluminio e cuoci per ulteriori 15-20 minuti, finché la superficie è dorata e il formaggio fuso.
- Togli dal forno e lascia riposare per qualche minuto prima di servire le Lasagne al Ragu di Anatra.

Queste Lasagne al Ragu di Anatra sono un piatto ricco e saporito che combina la tenera carne d'anatra con la cremosità del ripieno di ricotta e il formaggio fuso. Sono perfette per un'occasione speciale o quando desideri deliziare i tuoi ospiti con un piatto raffinato. Buon appetito!

18 TAGLIATELLE AL CONIGLIO CON FUNGHI PORCINI

Ingredienti:

- 300g di tagliatelle fresche o secche
- 500g di carne di coniglio, tagliata a cubetti
- 200g di funghi porcini freschi, puliti e affettati (o funghi porcini secchi reidratati)
- 1 cipolla, tritata finemente
- 2 spicchi d'aglio, tritati finemente
- 1 tazza di brodo di pollo
- 1/2 tazza di vino bianco secco
- 1/2 tazza di panna fresca
- 2 cucchiai di burro
- 2 cucchiai di olio d'oliva extra vergine
- 2 cucchiai di prezzemolo fresco tritato
- Sale e pepe nero macinato fresco, q.b.
- Formaggio Parmigiano Reggiano grattugiato per guarnire (opzionale)

Procedimento:

Preparazione del Coniglio e dei Funghi:

- In una grande padella, scalda l'olio d'oliva e il burro a fuoco medio-alto.
- Aggiungi la carne di coniglio e rosolala finché diventa dorata su tutti i lati. Trasferisci la carne in un piatto e tienila da parte.
- Nella stessa padella, aggiungi la cipolla e l'aglio tritati. Soffriggi finché diventano morbidi e aromatici.
- Aggiungi i funghi porcini affettati nella padella e cuocili fino a quando rilasciano il loro liquido e diventano dorati. Se stai usando funghi porcini secchi, assicurati di reidratarli prima.

Preparazione della Salsa:

- Versa il vino bianco secco nella padella con i funghi e lascia evaporare, mescolando occasionalmente.
- Aggiungi la carne di coniglio rosolata nella padella con i funghi.

- Versa il brodo di pollo nella padella e lascia cuocere a fuoco medio-basso per 20- 25 minuti, finché la carne di coniglio diventa tenera e la salsa si riduce.
- Aggiungi la panna fresca nella padella e mescola bene per creare una salsa cremosa. Lascia cuocere a fuoco basso per altri 5 minuti. Assaggia e aggiusta di sale e pepe nero macinato fresco a piacere.

Cottura delle Tagliatelle:

- Nel frattempo, porta una pentola di acqua salata a ebollizione.
- Cuoci le tagliatelle seguendo le istruzioni sulla confezione o fino a quando sono al dente. Saranno pronte in pochi minuti.
- Scola le tagliatelle e tieni da parte una piccola quantità di acqua di cottura.

Assemblaggio e Servizio:

- Aggiungi le tagliatelle nella padella con la salsa di coniglio e funghi. Mescola bene per combinare tutti gli ingredienti. Se la salsa sembra troppo densa, puoi aggiungere un po' dell'acqua di cottura delle tagliatelle per renderla più cremosa.
- Guarnisci con prezzemolo fresco tritato e formaggio Parmigiano Reggiano grattugiato, se lo desideri.
  Questo piatto di Tagliatelle al Coniglio con Funghi Porcini è un'opzione elegante e saporita per una cena speciale o un'occasione festiva. La carne di coniglio si combina
- perfettamente con la cremosità dei funghi porcini e la pasta fresca. Buon appetito!

Servi le Tagliatelle al Coniglio con Funghi Porcini calde e gustose.

19 ORZO ALLA COSTOLETTA DI VITELLO

Ingredienti:

- 300g di orzo perlato
- 4 costolette di vitello, ossa rimosse
- 1 tazza di piselli freschi o surgelati
- 1 limone (scorza grattugiata e succo)
- 2 cucchiai di burro
- 2 cucchiai di olio d'oliva extra vergine
- 2 spicchi d'aglio, tritati finemente
- 1/2 tazza di brodo di pollo
- 1/2 tazza di vino bianco secco
- 1/4 di tazza di prezzemolo fresco tritato
- Sale e pepe nero macinato fresco, q.b.

Procedimento:

Preparazione delle Costolette di Vitello:

- Scalda l'olio d'oliva e il burro in una padella grande a fuoco medio-alto.
- Aggiungi le costolette di vitello e cuocile finché sono ben rosolate su entrambi i lati. Trasferisci le costolette in un piatto e tienile da parte.

Preparazione dell'Orzo:

- Nella stessa padella, aggiungi l'aglio tritato e soffriggilo finché diventa aromatico.
- Aggiungi l'orzo perlato nella padella e tostalo per circa un minuto.
- Versa il vino bianco secco nella padella e raschia il fondo con un cucchiaio di legno per liberare tutti i fondi di cottura.
- Aggiungi il brodo di pollo nella padella e porta il tutto a ebollizione. Riduci il fuoco, copri e lascia cuocere l'orzo per il tempo indicato sulla confezione, di solito circa 15-20 minuti o fino a quando è al dente.

Cottura delle Costolette di Vitello:

- Nel frattempo, rimetti le costolette di vitello nella padella, insieme ai piselli freschi o surgelati. Cuoci per altri 5-7 minuti fino a quando le costolette sono

cotte e i piselli sono teneri.
- Aggiungi la scorza grattugiata e il succo del limone nella padella. Mescola bene e cuoci per un altro minuto.
- Aggiusta di sale e pepe nero macinato fresco a piacere.

Servizio:

- Servi l'Orzo alla Costoletta di Vitello caldo, guarnendo con prezzemolo fresco tritato per un tocco di freschezza.

Questo Orzo alla Costoletta di Vitello è un piatto ricco e saporito, con la delicatezza delle costolette di vitello che si sposa perfettamente con il gusto agrumato del limone. È una cena deliziosa che sicuramente conquisterà i palati di tutti i commensali. Buon appetito!

20 RISOTTO AL PANCETTA E ZAFFERANO

Ingredienti:

- 300g di riso Arborio o Carnaroli
- 100g di pancetta affumicata, tagliata a cubetti
- 1 cipolla, tritata finemente
- 2 spicchi d'aglio, tritati finemente
- 1 bustina di zafferano (circa 0,1g)
- 1/2 tazza di vino bianco secco
- 1,2 litri di brodo di pollo o vegetale, tenuto caldo
- 2 cucchiai di burro
- 2 cucchiai di olio d'oliva extra vergine
- 1/2 tazza di formaggio Parmigiano Reggiano grattugiato
- Sale e pepe nero macinato fresco, q.b.
- Prezzemolo fresco tritato per guarnire (opzionale)

Procedimento:

Preparazione della Pancetta e del Brodo:

- In una pentola grande, scalda l'olio d'oliva extra vergine a fuoco medio.
- Aggiungi la pancetta cubettata e cuocila fino a quando diventa croccante e dorata. Trasferisci la pancetta in un piatto rivestito con carta assorbente per eliminare l'olio in eccesso.
- Nel frattempo, porta il brodo di pollo o vegetale a ebollizione in un'altra pentola. Riduci il fuoco e mantieni il brodo caldo mentre prepari il risotto.

Preparazione del Risotto:

- Nella stessa pentola in cui hai cotto la pancetta, aggiungi la cipolla tritata e soffriggila a fuoco medio fino a quando diventa traslucida, ci vorranno circa 5 minuti.
- Aggiungi l'aglio tritato e cuoci per un minuto fino a quando diventa aromatico.
- Aggiungi il riso Arborio o Carnaroli nella pentola e tostalo per circa 2 minuti, mescolando costantemente, finché i chicchi diventano leggermente traslucidi.

- Versa il vino bianco secco nel riso e mescola finché il vino è stato completamente assorbito.
- Prepara una piccola quantità di brodo caldo con la bustina di zafferano, lasciando che lo zafferano si sciolga nel brodo.
- Aggiungi un mestolo di brodo zafferano al riso e mescola finché il brodo è stato assorbito.
- Continua ad aggiungere il brodo zafferano, un mestolo alla volta, mescolando costantemente e attendendo che il liquido sia stato assorbito prima di aggiungerne altro. Cuoci il risotto fino a quando i chicchi sono al dente, ci vorranno circa 16-18 minuti.
- Quando il risotto è pronto, togli la pentola dal fuoco e aggiungi il burro e il formaggio Parmigiano Reggiano grattugiato. Mescola bene fino a ottenere una consistenza cremosa.

- Assaggia il risotto e aggiusta di sale e pepe nero macinato fresco a piacere.

Servizio:

- Servi il Risotto al Pancetta e Zafferano caldo, guarnendo con pancetta croccante e prezzemolo fresco tritato se lo desideri.

Questo Risotto al Pancetta e Zafferano è una delizia cremosa e ricca di sapore, con la pancetta croccante che contrasta splendidamente con il profumo dello zafferano. È un piatto perfetto per un'occasione speciale o quando desideri un comfort food italiano. Buon appetito!

21 PENNE ALLA SALSICCIA DI MAIALE E PEPERONI

Ingredienti:

- 300g di penne
- 300g di salsiccia di maiale, spellata e sbriciolata
- 2 peperoni (uno rosso e uno giallo), tagliati a strisce
- 1 cipolla, tritata finemente
- 2 spicchi d'aglio, tritati finemente
- 400g di pomodori pelati, schiacciati
- 1/2 tazza di vino rosso
- 2 cucchiai di olio d'oliva extra vergine
- 1 cucchiaino di peperoncino rosso secco (opzionale, per un tocco piccante)
- Sale e pepe nero macinato fresco, q.b.
- Formaggio Parmigiano Reggiano grattugiato per guarnire

Procedimento:

Preparazione delle Penne:

- Porta una pentola di acqua salata a ebollizione e cuoci le penne seguendo le istruzioni sulla confezione o fino a quando sono al dente. Scola le penne e tienile da parte.

Preparazione della Salsiccia e dei Peperoni:

- In una padella grande, scalda l'olio d'oliva extra vergine a fuoco medio.
- Aggiungi la salsiccia di maiale sbriciolata e cuocila finché diventa dorata e completamente cotta. Trasferisci la salsiccia in un piatto e tienila da parte.
- Nella stessa padella, aggiungi la cipolla tritata e cuocila fino a quando diventa traslucida, ci vorranno circa 5 minuti.
- Aggiungi l'aglio tritato e cuoci per un minuto fino a quando diventa aromatico.
- Aggiungi le strisce di peperone rosso e giallo nella padella e cuoci per circa 5-7 minuti, o finché diventano tenere.

Preparazione della Salsa e Assemblaggio:

- Versa il vino rosso nella padella con i peperoni e lascia evaporare, mescolando occasionalmente.

- Aggiungi i pomodori pelati schiacciati nella padella e mescola bene. Aggiungi anche il peperoncino rosso secco se desideri un tocco piccante. Cuoci a fuoco medio per circa 10-15 minuti, o finché la salsa si riduce leggermente.
- Aggiungi la salsiccia di maiale precedentemente cotta nella padella con la salsa e mescola bene per combinare tutti gli ingredienti. Continua a cuocere per altri 5 minuti.

Assemblaggio e Servizio:

- Aggiungi le penne cotte nella padella con la salsa e la salsiccia. Mescola bene in modo che le penne siano completamente rivestite dalla salsa.
- Assaggia e aggiusta di sale e pepe nero macinato fresco a piacere.

- Servi le Penne alla Salsiccia di Maiale e Peperoni calde, guarnendo con formaggio Parmigiano Reggiano grattugiato.

Questo piatto di Penne alla Salsiccia di Maiale e Peperoni è saporito e ricco di colori e sapori. La salsiccia di maiale aggiunge un tocco di robustezza e i peperoni conferiscono una dolcezza naturale alla salsa. È un piatto perfetto per una cena in famiglia o per condividere con gli amici. Buon appetito!

22 FARFALLE AL CONIGLIO IN SALSA DI POMODORO E VINO ROSSO

Ingredienti:

- 300g di farfalle
- 500g di carne di coniglio, tagliata a pezzi
- 1 cipolla, tritata finemente
- 2 spicchi d'aglio, tritati finemente
- 400g di pomodori pelati, schiacciati
- 1 tazza di vino rosso
- 2 cucchiai di olio d'oliva extra vergine
- 2 foglie di alloro
- 1 rametto di rosmarino fresco
- Sale e pepe nero macinato fresco, q.b.
- Formaggio Pecorino grattugiato per guarnire (opzionale)
- Prezzemolo fresco tritato per guarnire (opzionale)

Procedimento:

Preparazione del Coniglio:

- In una pentola grande, scalda l'olio d'oliva extra vergine a fuoco medio-alto.
- Aggiungi la carne di coniglio tagliata a pezzi e rosolala finché diventa dorata su tutti i lati. Trasferisci la carne in un piatto e tienila da parte.

Preparazione della Salsa e delle Farfalle:

- Nella stessa pentola, aggiungi la cipolla tritata e soffriggila fino a quando diventa traslucida, ci vorranno circa 5 minuti.
- Aggiungi l'aglio tritato e cuoci per un minuto fino a quando diventa aromatico.
- Versa il vino rosso nella pentola e raschia il fondo con un cucchiaio di legno per liberare tutti i fondi di cottura.
- Aggiungi i pomodori pelati schiacciati, le foglie di alloro e il rametto di rosmarino fresco. Mescola bene.

- Riprendi la carne di coniglio precedentemente rosolata e aggiungila nella pentola con la salsa. Mescola per combinare tutti gli ingredienti.
- Copri la pentola con un coperchio e cuoci a fuoco medio-basso per circa 1 ora, o finché la carne di coniglio diventa tenera e la salsa si riduce e addensa. Durante la cottura, mescola di tanto in tanto.

Cottura delle Farfalle:

- Nel frattempo, porta una pentola di acqua salata a ebollizione e cuoci le farfalle seguendo le istruzioni sulla confezione o fino a quando sono al dente. Saranno pronte in pochi minuti.
- Scola le farfalle e tieni da parte.

Servizio:

- Togli le foglie di alloro e il rametto di rosmarino dalla pentola.
- Aggiusta la salsa di coniglio di sale e pepe nero macinato fresco a piacere.

- Servi le Farfalle al Coniglio in Salsa di Pomodoro e Vino Rosso calde, guarnendo con formaggio Pecorino grattugiato e prezzemolo fresco tritato se lo desideri.

Questo piatto di Farfalle al Coniglio in Salsa di Pomodoro e Vino Rosso è ricco di sapore e presenta una carne tenera e succulenta. È una scelta ideale per una cena speciale o per un'occasione in cui desideri deliziare il palato dei tuoi ospiti. Buon appetito!

23 RISOTTO AL PROSCIUTTO E ASPARAGI

Ingredienti:

- 300g di riso Arborio o Carnaroli
- 100g di prosciutto cotto, tagliato a cubetti
- 200g di asparagi freschi, tagliati a pezzetti
- 1 cipolla, tritata finemente
- 2 spicchi d'aglio, tritati finemente
- 1/2 tazza di vino bianco secco
- 1,2 litri di brodo di pollo o vegetale, tenuto caldo
- 2 cucchiai di burro
- 2 cucchiai di olio d'oliva extra vergine
- 1/2 tazza di formaggio Parmigiano Reggiano grattugiato
- Sale e pepe nero macinato fresco, q.b.
- Prezzemolo fresco tritato per guarnire (opzionale)

Procedimento:

Preparazione degli Asparagi:

- Porta una pentola d'acqua salata a ebollizione. Aggiungi gli asparagi e cuocili per 2-3 minuti, o finché diventano teneri ma croccanti. Scola gli asparagi e immergili immediatamente in acqua ghiacciata per fermare la cottura. Scolali di nuovo e tagliali a pezzetti. Tienili da parte.

Preparazione del Risotto:

- In una pentola larga, scalda l'olio d'oliva extra vergine a fuoco medio.
- Aggiungi la cipolla tritata e soffriggila fino a quando diventa traslucida, ci vorranno circa 5 minuti.
- Aggiungi l'aglio tritato e cuoci per un minuto fino a quando diventa aromatico.
- Aggiungi il riso Arborio o Carnaroli nella pentola e tostalo per circa 2 minuti, mescolando costantemente, finché i chicchi diventano leggermente traslucidi.
- Versa il vino bianco secco nel riso e mescola finché il vino è stato completamente assorbito.

- Inizia ad aggiungere il brodo di pollo o vegetale, un mestolo alla volta, mescolando costantemente e attendendo che il liquido sia stato assorbito prima di aggiungerne altro. Cuoci il risotto fino a quando i chicchi sono al dente, ci vorranno circa 16-18 minuti.

Assemblaggio del Risotto:

- Quando il risotto è quasi pronto (circa 2 minuti prima del termine), aggiungi i cubetti di prosciutto cotto e gli asparagi tagliati nella pentola. Mescola bene per combinare tutti gli ingredienti e farli scaldare.
- Aggiungi il burro e il formaggio Parmigiano Reggiano grattugiato al risotto. Mescola finché il burro si scioglie e il formaggio si fonde, ottenendo una consistenza cremosa.
- Assaggia il risotto e aggiusta di sale e pepe nero macinato fresco a piacere.

Servizio:

- Servi il Risotto al Prosciutto e Asparagi caldo, guarnendo con prezzemolo fresco tritato se lo desideri.

Questo Risotto al Prosciutto e Asparagi è un piatto cremoso e ricco di sapore, con la dolcezza degli asparagi che si abbina perfettamente al salato del prosciutto cotto. È un'ottima scelta per una cena elegante o per un pranzo speciale. Buon appetito!

24 GNOCCHI DI PATATE CON RAGU DI CERVO

Ingredienti per gli Gnocchi di Patate:

- 500g di patate (circa 2-3 patate medie)
- 200g di farina
- 1 uovo
- Sale, q.b.

Ingredienti per il Ragu di Cervo:

- 500g di carne di cervo macinata
- 1 cipolla, tritata finemente
- 2 spicchi d'aglio, tritati finemente
- 2 carote, tritate finemente
- 2 coste di sedano, tritate finemente
- 400g di pomodori pelati, schiacciati
- 1 tazza di vino rosso
- 2 cucchiai di olio d'oliva extra vergine
- 1 rametto di rosmarino fresco
- 1 foglia di alloro
- Sale e pepe nero macinato fresco, q.b.
- Formaggio Parmigiano Reggiano grattugiato per guarnire (opzionale)
- Prezzemolo fresco tritato per guarnire (opzionale)

Procedimento per gli Gnocchi di Patate:

- Lessa le patate in acqua salata finché sono tenere. Scolale, sbucciale e schiacciale con uno schiacciapatate o un passaverdura.
- In una ciotola, unisci le patate schiacciate con l'uovo e un pizzico di sale.
- Aggiungi gradualmente la farina, mescolando fino a ottenere un impasto omogeneo. L'impasto dovrebbe essere morbido ma non appiccicoso.
- Dividi l'impasto in piccole porzioni e forma dei rotoli lunghi su una superficie infarinata. Taglia i rotoli in piccoli pezzi e riga ogni gnocco con i denti di una forchetta.

Procedimento per il Ragu di Cervo:

- In una pentola grande, scalda l'olio d'oliva extra vergine a fuoco medio.
- Aggiungi la carne di cervo macinata e cuocila fino a quando diventa dorata. Trasferisci la carne in un piatto e tienila da parte.
- Nella stessa pentola, aggiungi la cipolla tritata, l'aglio tritato, le carote tritate e il sedano tritato. Soffriggi le verdure fino a quando diventano tenere, ci vorranno circa 10 minuti.
- Aggiungi la carne di cervo precedentemente rosolata nella pentola con le verdure. Mescola bene.
- Versa il vino rosso nella pentola e raschia il fondo con un cucchiaio di legno per liberare tutti i fondi di cottura.
- Aggiungi i pomodori pelati schiacciati, il rosmarino fresco e la foglia di alloro. Mescola bene.

- Copri la pentola con un coperchio e cuoci a fuoco medio-basso per almeno 1,5 - 2 ore, o finché il ragù di cervo diventa tenero e saporito. Durante la cottura, mescola di tanto in tanto. Aggiusta di sale e pepe nero macinato fresco a piacere.

Cottura degli Gnocchi:

- Porta una pentola di acqua salata a ebollizione. Cuoci gli gnocchi in acqua bollente fino a quando salgono in superficie, ci vorranno circa 2-3 minuti.
- Scola gli gnocchi e tienili da parte.

Assemblaggio e Servizio:

- Servi gli Gnocchi di Patate caldi, guarnendo con il Ragu di Cervo sopra. Puoi anche aggiungere formaggio Parmigiano Reggiano grattugiato e prezzemolo fresco tritato per una presentazione extra.

Questi Gnocchi di Patate con Ragu di Cervo sono un piatto ricco e succulento perfetto per le occasioni speciali o per un pasto gourmet a casa. Il sapore robusto del cervo si abbina meravigliosamente con la morbidezza degli gnocchi di patate. Buon appetito!

25 LINGUINE AL SALMONE E CAVIALE

Ingredienti:

- 300g di linguine
- 200g di salmone affumicato, tagliato a strisce sottili
- 2 cucchiai di caviale (preferibilmente caviale di salmone o caviale nero)
- 1/2 tazza di panna fresca
- Succo e scorza grattugiata di 1 limone
- 2 cucchiai di burro
- 1 cipolla, tritata finemente
- 2 spicchi d'aglio, tritati finemente
- 1/4 di tazza di prezzemolo fresco tritato
- Sale e pepe nero macinato fresco, q.b.

Procedimento:

Cottura delle Linguine:

- Porta una pentola di acqua salata a ebollizione e cuoci le linguine seguendo le istruzioni sulla confezione o fino a quando sono al dente. Saranno pronte in pochi minuti. Scola le linguine e tienile da parte.

Preparazione della Salsa:

- In una padella grande, sciogli il burro a fuoco medio.
- Aggiungi la cipolla tritata e l'aglio tritato e soffriggi finché diventano dorati e aromatici, ci vorranno circa 5 minuti.
- Versa la panna fresca nella padella e mescola bene.
- Aggiungi il succo e la scorza grattugiata di limone nella padella con la panna. Mescola per combinare tutti gli ingredienti.
- Riduci il fuoco a medio-basso e continua a cuocere la salsa, mescolando costantemente, fino a quando si addensa leggermente, ci vorranno circa 5-7 minuti.
- Aggiungi il salmone affumicato a strisce nella salsa e mescola delicatamente. Cuoci per 1-2 minuti fino a quando il salmone si riscalda.

Assemblaggio e Servizio:

- Aggiungi le linguine cotte nella padella con la salsa al salmone e mescola bene in modo che le linguine siano completamente rivestite dalla salsa.
- Aggiusta la consistenza della salsa con un po' d'acqua di cottura delle linguine se necessario.
- Assaggia la pasta e aggiusta di sale e pepe nero macinato fresco a piacere.
- Servi le Linguine al Salmone e Caviale calde, guarnendo con cucchiai di caviale e prezzemolo fresco tritato.

Questo piatto di Linguine al Salmone e Caviale è un'elegante delizia che combina il sapore affumicato del salmone con la cremosità della salsa al limone e il tocco di lusso del caviale. È perfetto per una cena speciale o per festeggiare un'occasione importante. Buon appetito!

SECONDI PIATTI A BASE DI CARNE: UN VIAGGIO TRA GUSTI, COTTURE E TRADIZIONI

I secondi piatti a base di carne costituiscono un capitolo essenziale nella gastronomia globale, un mondo ricco di sapori e tradizioni culinarie che abbraccia una vasta gamma di tagli di carne, tecniche di cottura e gusti regionali. In questa esplorazione culinaria, ci immergeremo nei segreti dei secondi piatti di carne, esaminando le diverse cotture e i nomi che ne identificano il grado di cottura, come "al sangue", "rosa" o "ben cotta".

La Magia delle Diverse Cotture

Una delle caratteristiche più affascinanti dei secondi piatti a base di carne è la varietà di cotture che possono essere applicate per ottenere risultati gustosi e appaganti. Ogni tipo di cottura porta con sé una propria magia e un proprio stile, contribuendo a definire il carattere di un piatto di carne.

- **Al Sangue**: Questa cottura è sinonimo di carne scottata rapidamente a fuoco vivo, in modo che l'esterno sia croccante e sigillato, mentre l'interno rimane rosso e succoso. È una preparazione ideale per carni pregiate come il filetto e il manzo di alta qualità.
- **Rosa**: Una carne cotta "al punto" presenta un colore rosa al centro, con una crosta esterna dorata. Questo equilibrio di cottura assicura un sapore pieno e una morbidezza invidiabile. Questa è una cottura preferita per bistecche e arrosti di maiale.
- **Ben Cotta**: Quando la carne è cotta completamente, senza tracce di rosa, assume una tonalità grigio-marrone. Questa cottura è ideale per chi preferisce una consistenza più consistente e un sapore più profondo. È perfetta per brasati e stufati.
- **Affumicata**: La carne affumicata è sottoposta a un processo di affumicatura lento e delicato che aggiunge un sapore ricco e affumicato. Questa tecnica è spesso associata a costine di maiale, pollo e pesce.
- **Arrosto**: L'arrosto è una preparazione che coinvolge una lunga cottura al forno, spesso con l'aggiunta di aromi come aglio, erbe e spezie. Questa cottura

è utilizzata per carni di vario genere, dal manzo all'agnello, e produce piatti succulenti e profumati.

- **Griglia**: La grigliatura è una delle cotture più amate, che sfrutta il calore diretto delle fiamme per creare una crosta croccante all'esterno della carne. Bistecca, costine e pollo grigliato sono piatti classici di questa tecnica.
- **Fritto**: La frittura coinvolge l'immersione della carne in olio bollente per ottenere una crosta dorata e croccante. Questa cottura è utilizzata per pollo fritto, cotolette e altre pietanze croccanti.

Tradizioni Regionali e Interpretazioni Creative

Ogni regione del mondo ha le sue tradizioni culinarie e i suoi piatti di carne distintivi. Dalla carne alla griglia texana al tacchino al curry indiano, i secondi piatti a base di carne riflettono la diversità culturale e geografica del pianeta. Inoltre, gli chef e gli appassionati di cucina sono noti per le loro interpretazioni creative, sperimentando con ingredienti e tecniche per creare piatti unici.

In questo viaggio attraverso i secondi piatti a base di carne, esploreremo le radici storiche e culturali di queste preparazioni, scoprendo le storie che si celano dietro i piatti iconici e le innovazioni moderne che continuano a ridefinire la tradizione culinaria. Sia che tu sia un amante della carne arrostita "al sangue", un sostenitore della cottura "ben cotta" o un esploratore di nuove frontiere gastronomiche, i secondi piatti a base di carne offrono un mondo di scoperte gustose da esplorare. Buon viaggio nei sapori!

26 FILETTO DI MANZO IN CROSTA DI PISTACCHI

Ingredienti:

- 1 filetto di manzo (circa 600-700g)
- 150g di pistacchi sgusciati
- 2 cucchiai di senape di Dijon
- 2 cucchiai di miele
- 2 cucchiai di olio d'oliva
- Sale e pepe nero macinato fresco, q.b.

Procedimento:

Preparazione della Crosta di Pistacchi:

- Inizia preparando la crosta di pistacchi. Metti i pistacchi in un frullatore e tritali finemente fino a ottenere una consistenza simile a delle briciole. Trasferisci i pistacchi tritati in una ciotola.
- Aggiungi la senape di Dijon e il miele ai pistacchi tritati. Mescola bene fino a ottenere una pasta densa e omogenea.

Preparazione del Filetto di Manzo:

- Preriscalda il forno a 200°C.
- Priva il filetto di manzo da eventuali grassi o membrane indesiderate e salalo e pepalo generosamente su tutti i lati.
- In una padella antiaderente, riscalda l'olio d'oliva a fuoco medio-alto. Quando l'olio è caldo, adagia il filetto di manzo nella padella e rosolalo da tutti i lati finché è dorato uniformemente, ci vorranno circa 2-3 minuti per lato.
- Trasferisci il filetto di manzo rosolato su una teglia da forno leggermente unta o rivestita di carta da forno.
- Spalma la pasta di pistacchi, preparata in precedenza, uniformemente su tutta la superficie del filetto di manzo.

Cottura e Servizio:

- Inforna il filetto di manzo in crosta di pistacchi nel forno preriscaldato per circa 20-25 minuti per ottenere una cottura al sangue o più a lungo per una cottura rosa o ben cotta, a seconda delle tue preferenze di cottura e dello spessore del filetto.

- Una volta cotto al punto desiderato, togli il filetto dal forno e lascialo riposare per alcuni minuti prima di affettarlo. Questo permetterà ai succhi di carne di redistribuirsi all'interno, mantenendo la carne succosa.
- Affetta il filetto di manzo in crosta di pistacchi e servilo caldo. Puoi accompagnarla con contorni come patate al forno o verdure alla griglia.

Questo Filetto di Manzo in Crosta di Pistacchi è un piatto elegante e saporito che sorprenderà i tuoi ospiti con la sua crosta croccante e il sapore ricco dei pistacchi. È perfetto per occasioni speciali o cene festive. Buon appetito!

27 POLLO AL MELOGRANO

Ingredienti:

- 4 petti di pollo senza pelle
- 2 cucchiai di olio d'oliva
- 1/2 cipolla rossa, tritata finemente
- 2 spicchi d'aglio, tritati finemente
- 1 tazza di succo di melograno
- 1/2 tazza di succo d'arancia fresco
- 2 cucchiai di miele
- 1 cucchiaino di zenzero fresco grattugiato
- Sale e pepe nero macinato fresco, q.b.
- Semi di melograno (per guarnire, facoltativo)
- Prezzemolo fresco tritato (per guarnire, facoltativo)

Procedimento:

Preparazione della Salsa al Melograno:

- Inizia preparando la salsa al melograno. In una piccola ciotola, mescola il succo di melograno, il succo d'arancia, il miele e lo zenzero grattugiato. Mescola bene fino a ottenere una miscela omogenea. Metti da parte.

Preparazione del Pollo:

- Prepara i petti di pollo: assicurati che siano ben asciutti e condiscili con sale e pepe da entrambi i lati.
- In una grande padella antiaderente, riscalda l'olio d'oliva a fuoco medio-alto. Quando l'olio è caldo, adagia i petti di pollo nella padella e rosolali da entrambi i lati fino a quando sono dorati e completamente cotti, ci vorranno circa 4-5 minuti per lato a seconda dello spessore del petto di pollo. Trasferisci i petti di pollo cotti su un piatto e coprili con un foglio di alluminio per mantenerli caldi.

Preparazione della Salsa al Melograno:

- Nella stessa padella in cui hai cotto il pollo, aggiungi la cipolla tritata e l'aglio tritato. Cuoci a fuoco medio fino a quando diventano morbidi e traslucidi, ci vorranno circa 3-4 minuti.
- Versa la salsa al melograno preparata nella padella con la cipolla e l'aglio. Porta il tutto a ebollizione, poi riduci il fuoco e lascia cuocere a fuoco medio-basso per circa

10-15 minuti, o finché la salsa si è leggermente addensata.

Servizio:

- Una volta pronta, versa la salsa al melograno sopra i petti di pollo cotti. Puoi guarnire con semi di melograno freschi e prezzemolo tritato per un tocco decorativo.
- Servi il Pollo al Melograno caldo, accompagnandolo con contorni come riso basmati, purè di patate o verdure al vapore.

Questa ricetta di Pollo al Melograno offre un equilibrio perfetto tra il sapore dolce e acidulo del melograno, il tocco di agrumi dell'arancia e la dolcezza naturale del miele, che si sposano armoniosamente con il pollo. È un piatto ricco e gustoso che sarà apprezzato da tutti a tavola. Buon appetito!

28 MAIALE AL WHISKY E MIELE

Ingredienti:

- 600g di strisce di maiale
- 1/2 tazza di whisky
- 1/4 di tazza di miele
- 2 cucchiai di olio d'oliva
- 2 spicchi d'aglio, tritati finemente
- 1 cucchiaino di paprika dolce
- 1/2 cucchiaino di pepe nero macinato
- 1/2 cucchiaino di sale
- 1 limone (succo e scorza)
- Rametti di rosmarino fresco (per guarnire, facoltativo)

Procedimento:

Preparazione della Marinata:

- Inizia preparando la marinata. In una ciotola, mescola il whisky, il miele, l'olio d'oliva, l'aglio tritato, la paprika dolce, il pepe nero, il sale, il succo e la scorza di limone. Mescola bene fino a ottenere una marinata omogenea.
- Trasferisci le strisce di maiale in un contenitore ermetico o una borsa per la marinata. Versa la marinata sopra il maiale, assicurandoti che sia completamente immerso. Sigilla il contenitore o la borsa e metti in frigorifero per marinare per almeno 2-4 ore, o preferibilmente durante la notte per una migliore permeazione del sapore.

Cottura del Maiale:

- Preriscalda il grill o il forno a 200°C.
- Se stai usando il grill, scaldi la griglia a fuoco medio-alto e unta leggermente con olio per evitare che il maiale si attacchi.
- Togli le strisce di maiale dalla marinata e scuoti leggermente per rimuovere l'eccesso di marinata. Puoi anche conservare un po' di marinata per pennellare il maiale durante la cottura.
- Griglia le strisce di maiale per circa 2-3 minuti per lato, o finché sono ben cotte e hanno sviluppato una crosta dorata. Durante la cottura, puoi pennellare il maiale

con la marinata rimasta per aggiungere ulteriore sapore.

- Se preferisci cuocere il maiale al forno, trasferisci le strisce di maiale su una teglia leggermente unta e cuoci nel forno preriscaldato per circa 15-20 minuti, o finché il maiale è completamente cotto e ha sviluppato una crosta dorata.

Servizio:

- Una volta cotto, servi il Maiale al Whisky e Miele caldo, guarnendolo con rametti di rosmarino fresco (se desideri) e accompagnandolo con contorni come patate al forno, riso selvaggio o verdure grigliate.

Questa ricetta offre un equilibrio delizioso tra il sapore ricco e affumicato del whisky, la dolcezza naturale del miele e il tocco agrumato del limone. Il maiale, marinato in questa miscela aromatica, diventa tenero e pieno di sapore. È una preparazione perfetta per una cena speciale o un barbecue in famiglia. Buon appetito!

29 ANATRA ALL'ARANCIA CON PUREA DI PASTINACA

Ingredienti:

Per l'Anatra:

- 4 cosce d'anatra
- Sale e pepe nero macinato fresco, q.b.
- 2 cucchiai di olio d'oliva
- 1 cipolla, tritata finemente
- 2 spicchi d'aglio, tritati finemente
- 1 tazza di succo d'arancia
- 1/4 di tazza di zucchero
- 1/4 di tazza di aceto di vino rosso
- 1/4 di tazza di brodo di pollo
- Scorza di arancia (per guarnire, facoltativo)

Per la Purea di Pastinaca:

- 4 pastinache, sbucciate e tagliate a cubetti
- 2 patate medie, sbucciate e tagliate a cubetti
- 2 cucchiai di burro
- 1/4 di tazza di latte
- Sale e pepe nero macinato fresco, q.b.

Procedimento:

Preparazione dell'Anatra:

- Preriscalda il forno a 180°C.
- Prima di cuocere l'anatra, assicurati di asciugarla bene con carta da cucina. Questo aiuterà a ottenere una pelle croccante durante la cottura.
- Condisci le cosce d'anatra con sale e pepe da entrambi i lati.
- In una padella antiaderente resistente al forno, riscalda l'olio d'oliva a fuoco medio-alto. Quando l'olio è caldo, adagia le cosce d'anatra nella padella, con la pelle verso il basso. Rosolale per circa 4-5 minuti finché la pelle è dorata e

croccante.

- Gira le cosce d'anatra e rosolale dall'altro lato per circa 2-3 minuti.
- Trasferisci le cosce d'anatra rosolate in una teglia da forno e mettile nel forno preriscaldato. Cuoci per circa 15-20 minuti, o finché l'anatra è cotta e la carne è tenera.

Preparazione della Salsa all'Arancia:

- Nella stessa padella in cui hai rosolato l'anatra, aggiungi la cipolla e l'aglio tritati. Cuoci a fuoco medio fino a quando diventano morbidi e dorati, ci vorranno circa 4-5 minuti.
- Aggiungi il succo d'arancia, lo zucchero, l'aceto di vino rosso e il brodo di pollo alla padella con la cipolla e l'aglio. Porta a ebollizione e quindi riduci il fuoco. Lascia cuocere a fuoco medio-basso per circa 10-15 minuti, o finché la salsa si è leggermente addensata.

Preparazione della Purea di Pastinaca:

- Mentre l'anatra cuoce nel forno, puoi preparare la purea di pastinaca. Cuoci i cubetti di pastinaca e patate in acqua leggermente salata fino a quando sono teneri, ci vorranno circa 15-20 minuti.
- Scola le pastinache e le patate cotte e mettile in una ciotola. Aggiungi il burro e il latte, quindi schiacciale con uno schiacciapatate o frullale con un mixer ad immersione fino a ottenere una purea liscia. Condisci con sale e pepe a piacere.

Servizio:

- Una volta pronta, servi le cosce d'anatra su un letto di purea di pastinaca e versa sopra la salsa all'arancia. Puoi guarnire con scorza di arancia grattugiata se desideri.

Questo piatto di Anatra all'Arancia con Purea di Pastinaca è un connubio perfetto tra la carne succulenta e aromatica dell'anatra, la dolcezza e l'acidità della salsa all'arancia e la cremosità della purea di pastinaca. È un piatto ideale per le occasioni speciali o quando desideri deliziare i tuoi ospiti con una cena elegante. Buon appetito!

30 BRACIOLE DI AGNELLO ALLA MENTA E CACAO

Ingredienti:

- 4 braciole di agnello (circa 200g ciascuna)
- 2 cucchiai di cacao in polvere
- 1/4 di tazza di foglie di menta fresca, tritate finemente
- 2 spicchi d'aglio, tritati finemente
- 2 cucchiai di olio d'oliva
- Sale e pepe nero macinato fresco, q.b.

Procedimento:

Preparazione delle Braciole di Agnello:

- Inizia preparando le braciole di agnello. Preriscalda il grill o il forno a 200°C.
- In una ciotola, mescola il cacao in polvere, le foglie di menta tritate, l'aglio tritato, l'olio d'oliva, il sale e il pepe nero macinato fresco per creare una marinata densa.
- Spalma la marinata sulle braciole di agnello, assicurandoti che siano coperte uniformemente da entrambi i lati. Lascia marinare per almeno 30 minuti a temperatura ambiente o preferibilmente durante la notte in frigorifero per una migliore permeazione del sapore.

Cottura delle Braciole di Agnello:

- Se stai usando il grill, scaldalo a fuoco medio-alto e ungi leggermente le griglie con olio per evitare che le braciole si attacchino.
- Griglia le braciole di agnello marinato per circa 3-4 minuti per lato per una cottura al sangue o più a lungo se preferisci una cottura più ben cotta. Il tempo di cottura varierà in base allo spessore delle braciole e alle tue preferenze di cottura.
- Se preferisci cuocere le braciole di agnello al forno, puoi posizionarle su una teglia leggermente unta e cuocerle nel forno preriscaldato per circa 15-20 minuti o fino a quando sono cotte come desideri.

Servizio:

- Una volta cotte, servi le Braciole di Agnello alla Menta e Cacao calde. Puoi accompagnarle con contorni come patate arrosto, asparagi al vapore o una fresca

insalata.
Questo piatto di Braciole di Agnello alla Menta e Cacao offre una combinazione unica di sapori, con la menta fresca che dona una nota di freschezza e il cacao che aggiunge un tocco di profondità al sapore dell'agnello. È un piatto ideale per una cena speciale o per sorprendere i tuoi ospiti con un'esperienza culinaria unica. Buon appetito!

31 COSTOLETTE DI VITELLO CON RIDUZIONE DI BALSAMICO E FICHI

Ingredienti:

- 4 costolette di vitello (circa 200g ciascuna)
- Sale e pepe nero macinato fresco, q.b.
- 2 cucchiai di olio d'oliva
- 8 fichi freschi, tagliati a metà
- 1/2 tazza di aceto balsamico
- 1/4 di tazza di zucchero
- 2 rametti di rosmarino fresco (per guarnire, facoltativo)

Procedimento:

Preparazione delle Costolette di Vitello:

- Preriscalda il forno a 180°C.
- Inizia preparando le costolette di vitello. Condisci entrambi i lati delle costolette con sale e pepe nero macinato fresco.
- In una grande padella resistente al forno, riscalda l'olio d'oliva a fuoco medio-alto. Quando l'olio è caldo, adagia le costolette di vitello nella padella e rosolale da entrambi i lati fino a quando sono dorati, ci vorranno circa 2-3 minuti per lato.
- Trasferisci le costolette di vitello rosolate in una teglia da forno e mettile nel forno preriscaldato. Cuoci per circa 15-20 minuti, o finché le costolette sono cotte a puntino e teneri. Il tempo di cottura può variare in base allo spessore delle costolette e alle tue preferenze di cottura.

Preparazione della Riduzione di Balsamico e Fichi:

- Mentre le costolette di vitello cuociono nel forno, puoi preparare la riduzione di balsamico e fichi. In una piccola pentola, versa l'aceto balsamico e lo zucchero. Porta la miscela a ebollizione a fuoco medio-alto.
- Riduci il fuoco e lascia cuocere a fuoco medio-basso per circa 10-15 minuti, o finché

la miscela si è leggermente addensata e ha una consistenza simile a uno sciroppo. Aggiungi i fichi tagliati a metà e continua a cuocere per altri 2-3 minuti fino a quando i fichi sono caramellati.

Servizio:

- Una volta cotte, servi le costolette di vitello calde, versando sopra la riduzione di balsamico e fichi caramellati. Puoi guarnire con rosmarino fresco se desideri.
- Questo piatto può essere accompagnato con contorni come purè di patate, riso basmati o broccoli al vapore.

Le Costolette di Vitello con Riduzione di Balsamico e Fichi sono un piatto sofisticato che combina la dolcezza dei fichi caramellati con la ricchezza dell'aceto balsamico. Le costolette di vitello cotte al forno sono tenere e succulente. Questo piatto è perfetto per una cena elegante o una speciale occasione. Buon appetito!

32 GALLETTO ALLA DIAVOLA

Ingredienti:

- 2 piccoli galletti (circa 500g ciascuno), divisi a metà
- Sale e pepe nero macinato fresco, q.b.
- 2 cucchiai di olio d'oliva
- Succo di 1 limone
- 2 spicchi d'aglio, tritati finemente

Per la Marinata Piccante:

- 2 cucchiai di peperoncino rosso in polvere (aggiusta la quantità in base al tuo livello di piccantezza preferito)
- 1 cucchiaino di paprika dolce
- 1 cucchiaino di pepe nero
- 1/4 di tazza di olio d'oliva
- 2 cucchiai di aceto di vino rosso
- 2 spicchi d'aglio, tritati finemente
- Sale q.b.

Procedimento:

Preparazione dei Galletti:

- Preriscalda il grill o la griglia a fuoco medio-alto.
- Inizia preparando i galletti. Dividili a metà lungo il petto con un coltello affilato o delle forbici da cucina. Questo ti darà quattro metà di galletto.
- Condisci le metà di galletto con sale e pepe nero macinato fresco da entrambi i lati.

Preparazione della Marinata Piccante:

- In una ciotola, mescola il peperoncino rosso in polvere, la paprika dolce, il pepe nero, l'olio d'oliva, l'aceto di vino rosso, l'aglio tritato e un pizzico di sale. Questa sarà la marinata piccante.
- Spalma generosamente la marinata piccante sulle metà di galletto, assicurandoti che siano completamente ricoperte. Lascia marinare i galletti nella marinata per almeno 30 minuti a temperatura ambiente o preferibilmente durante la notte in frigorifero per una migliore permeazione del sapore.

Cottura dei Galletti:

- Una volta marinati, griglia le metà di galletto sulla griglia preriscaldata. Cuoci per circa 10-15 minuti per lato, o fino a quando sono ben cotti e la pelle è diventata croccante e dorata. Il tempo di cottura può variare in base alla temperatura della griglia e alle dimensioni dei galletti, assicurati che la carne sia cotta attraverso prima di servire.
- Durante la cottura, puoi spennellare i galletti con il rimanente olio d'oliva e spremere il succo di limone sopra di essi per aggiungere sapore e impedire che la carne si asciughi.

Servizio:

- Una volta cotti, servi i Galletti alla Diavola caldi con spicchi di limone aggiuntivi e contorni come insalata verde e pane croccante.

Questi Galletti alla Diavola sono piccanti, succulenti e pieni di sapore. La marinatura piccante conferisce loro un tocco di vivacità, mentre la grigliatura li rende croccanti e deliziosi. È un piatto ideale per gli amanti del piccante! Buon appetito!

33 TOURNEDOS DI MANZO CON SALSA AL GORGONZOLA

Ingredienti:

- 4 tournedos di manzo (circa 150g ciascuno)
- Sale e pepe nero macinato fresco, q.b.
- 2 cucchiai di olio d'oliva
- 1 cipolla, tritata finemente
- 2 spicchi d'aglio, tritati finemente
- 200g di formaggio gorgonzola, tagliato a pezzetti
- 1/2 tazza di panna fresca
- 2 cucchiai di burro
- 1 cucchiaio di prezzemolo fresco, tritato (per guarnire, facoltativo)

Procedimento:

Preparazione dei Tournedos di Manzo:

- Preriscalda il forno a 180°C.
- Inizia preparando i tournedos di manzo. Condisci entrambi i lati dei tournedos con sale e pepe nero macinato fresco.
- In una padella resistente al forno, riscalda l'olio d'oliva a fuoco medio-alto. Quando l'olio è caldo, adagia i tournedos nella padella e rosolali da entrambi i lati fino a quando sono dorati, ci vorranno circa 2-3 minuti per lato.
- Trasferisci i tournedos di manzo rosolati in una teglia da forno e mettili nel forno preriscaldato. Cuoci per circa 10-12 minuti per una cottura al sangue o più a lungo se preferisci una cottura più ben cotta. Il tempo di cottura varierà in base allo spessore dei tournedos e alle tue preferenze di cottura.

Preparazione della Salsa al Gorgonzola:

- Mentre i tournedos cuociono nel forno, puoi preparare la salsa al gorgonzola. In una pentola, fai sciogliere il burro a fuoco medio.
- Aggiungi la cipolla e l'aglio tritati alla pentola e rosolali fino a quando diventano morbidi e dorati, ci vorranno circa 3-4 minuti.
- Riduci il fuoco e aggiungi il formaggio gorgonzola e la panna fresca alla pentola.

Mescola costantemente fino a quando il formaggio si è completamente sciolto e la salsa è diventata cremosa. Questo ci vorrà circa 5-7 minuti. Assicurati che la salsa non raggiunga l'ebollizione.

Servizio:

- Una volta pronti, servi i Tournedos di Manzo su piatti individuali e versa sopra la Salsa al Gorgonzola calda. Puoi guarnire con prezzemolo fresco tritato se desideri.
- Questo piatto può essere accompagnato con contorni come purè di patate, asparagi al vapore o spinaci saltati in padella.

I Tournedos di Manzo con Salsa al Gorgonzola sono un piatto elegante e delizioso che combina la tenera carne di manzo con la ricca e cremosa salsa al gorgonzola. È perfetto per una cena speciale o per festeggiare un'occasione importante. Buon appetito!

34 POLPETTONE RIPIENO DI FORMAGGIO E SPINACI

Ingredienti:

Per il Polpettone:

- 500g di carne macinata (manzo o misto manzo e maiale)
- 1 uovo
- 1/2 tazza di pangrattato
- 1/4 di tazza di latte
- 1 cucchiaio di cipolla tritata
- 1 spicchio d'aglio, tritato finemente
- 1 cucchiaino di origano secco
- 1 cucchiaino di basilico secco
- Sale e pepe nero macinato fresco, q.b.

Per il Ripieno:

- 200g di formaggio a tua scelta (mozzarella, provolone, o un formaggio che preferisci), tagliato a pezzetti
- 150g di spinaci freschi, cotti e strizzati
- 1/4 di tazza di parmigiano grattugiato

Per la Glassa:

- 1/2 tazza di salsa di pomodoro
- 1 cucchiaio di zucchero
- 1/2 cucchiaino di origano secco
- Sale e pepe nero macinato fresco, q.b.

Procedimento:

Preparazione del Polpettone:

- Preriscalda il forno a 180°C.
- In una ciotola grande, mescola la carne macinata, l'uovo, il pangrattato, il latte, la cipolla tritata, l'aglio tritato, l'origano, il basilico, il sale e il pepe nero. Mescola bene fino a ottenere un composto uniforme.

Preparazione del Ripieno:

- In un'altra ciotola, mescola gli spinaci cotti e strizzati con il formaggio a pezzetti e il parmigiano grattugiato.

Assemblaggio del Polpettone:

- Stendi la carne macinata su un foglio di pellicola trasparente o carta da forno in modo da ottenere un rettangolo uniforme.
- Distribuisci uniformemente il ripieno di spinaci e formaggio sulla carne stesa, lasciando un piccolo margine intorno ai bordi.
- Usando la pellicola trasparente o carta da forno per aiutarti, arrotola il polpettone dalla parte più lunga, in modo da sigillare il ripieno all'interno. Premi leggermente per compattare il polpettone.

Preparazione della Glassa:

- In una piccola pentola, mescola la salsa di pomodoro con lo zucchero, l'origano, il sale e il pepe. Scalda la glassa a fuoco medio fino a quando è riscaldata.

Cottura del Polpettone:

- Trasferisci il polpettone arrotolato in una teglia da forno leggermente unta. Versa la glassa sulla parte superiore del polpettone.
- Copri la teglia con un foglio di alluminio e cuoci in forno preriscaldato per circa 30 minuti. Successivamente, scopri il polpettone e continua a cuocere per altri 15-20 minuti, o fino a quando il polpettone è dorato e cotto attraverso (la temperatura interna dovrebbe raggiungere i 75°C).

Servizio:

- Una volta cotto, lascia riposare il Polpettone Ripieno di Formaggio e Spinaci per qualche minuto prima di tagliarlo a fette. Servi le fette calde con la glassa sopra.

Questo Polpettone Ripieno di Formaggio e Spinaci è una deliziosa variante del tradizionale polpettone. Il ripieno cremoso di formaggio e spinaci lo rende irresistibile, mentre la glassa di pomodoro gli conferisce un sapore ricco. È perfetto per una cena in famiglia o per sorprendere gli ospiti. Buon appetito!

35 ARISTA DI MAIALE ALL'AGLIO NERO E ROSMARINO

Ingredienti:

- 1 arista di maiale (circa 1,5 kg)
- 4-5 spicchi d'aglio nero
- 2 rametti di rosmarino fresco
- Sale e pepe nero macinato fresco, q.b.
- 2 cucchiai di olio d'oliva
- 1/2 tazza di vino bianco secco
- 1/2 tazza di brodo di pollo
- 2 cucchiai di miele
- 1 cucchiaio di aceto balsamico
- 1 cucchiaino di maizena (per addensare la glassa)

Procedimento:

Preparazione dell'Arista di Maiale:

- Preriscalda il forno a 180°C.
- Prima di iniziare, assicurati che l'arista di maiale sia a temperatura ambiente. Puoi lasciarlo fuori dal frigorifero per circa 30 minuti prima di cuocerlo.
- Pratica dei piccoli tagli nella carne dell'arista e infila gli spicchi d'aglio nero e i rametti di rosmarino all'interno dei tagli. Questo permetterà ai sapori di penetrare nella carne mentre cuoce.
- Massaggia l'arista di maiale con sale e pepe nero macinato fresco su tutti i lati.

Cottura dell'Arista:

- In una grande padella resistente al forno, riscalda l'olio d'oliva a fuoco medio-alto. Quando l'olio è caldo, adagia l'arista di maiale nella padella e rosolalo da tutti i lati finché è dorato, ci vorranno circa 5 minuti.
- Trasferisci l'arista rosolato in una teglia da forno e mettilo nel forno preriscaldato. Cuoci per circa 45-55 minuti, o fino a quando la temperatura interna della carne raggiunge i 65-68°C (la temperatura interna aumenterà

leggermente durante il riposo). Usa un termometro per carne per verificarlo.

Preparazione della Glassa:

- Mentre l'arista cuoce, prepara la glassa. In una piccola pentola, unisci il vino bianco, il brodo di pollo, il miele e l'aceto balsamico. Porta il tutto ad ebollizione, poi abbassa il fuoco e fai cuocere a fuoco medio-basso per circa 10-15 minuti, o finché la glassa si è leggermente addensata.
- In una tazza piccola, sciogli la maizena in un po' d'acqua fredda per creare una pasta liscia. Aggiungi la maizena alla glassa e mescola fino a quando la glassa si è addensata ulteriormente, ci vorranno circa 2-3 minuti. Tieni da parte.

Servizio:

- Una volta cotto, togli l'arista dal forno e lascialo riposare per circa 10-15 minuti. Questo permetterà ai succhi di distribuirsi uniformemente nella carne.

- Taglia l'arista a fette spesse e servi le fette calde con la glassa all'aglio nero e rosmarino sopra.

L'Arista di Maiale all'Aglio Nero e Rosmarino è un piatto aromatico e succulento che sicuramente impressionerà i tuoi ospiti. La combinazione dell'aglio nero e del rosmarino crea un sapore unico e delizioso. È perfetto per una cena speciale o un'occasione festiva. Buon appetito!

36 SALSICCE DI ANATRA CON SALSA DI PRUGNE

Ingredienti:

Per le Salsicce di Anatra:

- 4 salsicce di anatra
- 2 cucchiai di olio d'oliva
- Sale e pepe nero macinato fresco, q.b.

Per la Salsa di Prugne:

- 200g di prugne fresche, denocciolate e tagliate a pezzetti
- 1/2 tazza di vino rosso
- 2 cucchiai di zucchero
- 1 cucchiaio di aceto balsamico
- 1 spicchio d'aglio, tritato finemente
- 1/2 cucchiaino di rosmarino fresco, tritato finemente (o 1/4 di cucchiaino se usi rosmarino secco)
- Sale e pepe nero macinato fresco, q.b.

Procedimento:

Preparazione delle Salsicce di Anatra:

- Preriscalda il forno a 180°C.
- In una padella antiaderente, riscalda l'olio d'oliva a fuoco medio-alto. Quando l'olio è caldo, adagia le salsicce di anatra nella padella e rosolale da tutti i lati finché sono dorate, ci vorranno circa 5 minuti. Assicurati che le salsicce siano completamente cotte all'interno.
- Trasferisci le salsicce rosolate in una teglia da forno e mettile nel forno preriscaldato. Continua la cottura in forno per circa 15-20 minuti, o finché le salsicce sono ben cotte e hanno sviluppato un colore dorato uniforme.

Preparazione della Salsa di Prugne:

- Mentre le salsicce cuociono in forno, puoi preparare la salsa di prugne. In una pentola, unisci i pezzetti di prugne, il vino rosso, lo zucchero, l'aceto balsamico, l'aglio tritato e il rosmarino.

- Porta la miscela a ebollizione a fuoco medio-alto; quindi, abbassa il fuoco e lascia cuocere a fuoco medio-basso per circa 15-20 minuti, o finché le prugne sono morbide e la salsa si è leggermente addensata. Aggiusta di sale e pepe a tuo piacimento.

Servizio:

- Una volta cotte, servi le Salsicce di Anatra calde su piatti individuali, con la Salsa di Prugne versata sopra.

Le Salsicce di Anatra con Salsa di Prugne sono un piatto ricco e saporito che combina la carne succulenta dell'anatra con la dolcezza delle prugne e il carattere del vino rosso. È perfetto per una cena gourmet o per sorprendere gli ospiti. Buon appetito!

37 TARTARE DI TONNO CON AVOCADO E LIME

Ingredienti:

- 300g di tonno fresco (sushi grade), tagliato a cubetti piccoli
- 1 avocado maturo, tagliato a cubetti piccoli
- Il succo di 2 lime
- 2 cucchiai di cipolla rossa, tritata finemente
- 1 cucchiaio di peperoncino rosso fresco, tritato finemente (opzionale, per un tocco di piccantezza)
- 2 cucchiai di coriandolo fresco, tritato finemente
- 1 cucchiaio di salsa di soia
- 1 cucchiaino di olio di sesamo tostato
- Sale e pepe nero macinato fresco, q.b.
- Chips di mais (per guarnire, opzionale)

Procedimento:

- In una ciotola grande, metti i cubetti di tonno crudo.
- Aggiungi i cubetti di avocado sopra il tonno.
- Spremi il succo dei due lime sopra il tonno e l'avocado. Il lime non solo darà sapore, ma aiuterà anche a "cuocere" il tonno leggermente.
- Aggiungi la cipolla rossa tritata, il peperoncino rosso (se lo stai usando), il coriandolo fresco, la salsa di soia e l'olio di sesamo tostato.
- Delicatamente, mescola tutti gli ingredienti con cura, facendo attenzione a non sbriciolare troppo il tonno. Dovresti ottenere una consistenza uniforme e ben mescolata.
- Assaggia le tartare e aggiusta di sale e pepe nero macinato fresco secondo il tuo gusto personale.
- Per servire, puoi formare le tartare in piccoli cerchi o anelli da cucina sulla piastra e poi togliere delicatamente l'anello per una presentazione elegante. Puoi anche semplicemente mettere le tartare in un piatto da portata.
- Guarnisci con chips di mais (se desideri) e una foglia di coriandolo fresco per un

tocco decorativo.
- Servi la Tartare di Tonno con Avocado e Lime immediatamente come antipasto o aperitivo, magari accompagnata da crostini o pane tostato.

La Tartare di Tonno con Avocado e Lime è fresca, leggera e piena di sapori contrastanti e succulenti. È un piatto perfetto per una cena elegante o un antipasto raffinato. Buon appetito!

38 CORDON BLEU DI POLLO CON SPINACI E FORMAGGIO DI CAPRA

Ingredienti:

- 4 petti di pollo disossati e senza pelle
- Sale e pepe nero macinato fresco, q.b.
- 1 tazza di spinaci freschi, lavati e tritati
- 1/2 tazza di formaggio di capra cremoso
- 4 fette di prosciutto cotto
- 1 tazza di farina
- 2 uova
- 1 tazza di pangrattato
- Olio vegetale per friggere
- 4 stuzzicadenti

Procedimento:

- Preparazione della Farcitura:
- In una ciotola, mescola gli spinaci tritati con il formaggio di capra cremoso. Aggiungi un pizzico di sale e pepe a piacere.
- Preparazione dei Petto di Pollo:
- Adagia i petti di pollo su una superficie piana e usa un martello da cucina per appiattirli leggermente, fino a ottenere uno spessore uniforme.
- Farcitura dei Petto di Pollo:
- Su ciascun petto di pollo, metti una fetta di prosciutto cotto e poi una porzione della miscela di spinaci e formaggio di capra.
- Piega i petti di pollo a metà, coprendo la farcitura, e usa gli stuzzicadenti per tenere tutto al suo posto.
- Impanatura:
- In tre piatti separati, metti la farina, le uova sbattute e il pangrattato.
- Passa ciascun petto di pollo nell'ordine seguente: farina (scuoti via l'eccesso),

uova sbattute e pangrattato, assicurandoti che siano ben rivestiti.
- Friggere:
- In una padella profonda o in una pentola, riscalda l'olio vegetale a 175°C (puoi controllare la temperatura con un termometro per frittura).
- Fai cuocere i Cordon Bleu di Pollo in olio caldo per circa 4-5 minuti per lato, o finché sono dorati e il pollo è cotto completamente. Assicurati che l'olio copra i petti di pollo.
- Una volta cotti, trasferisci i Cordon Bleu di Pollo su un piatto foderato con carta assorbente per rimuovere l'olio in eccesso.
- Servizio:
- Rimuovi gli stuzzicadenti prima di servire.
- Puoi servire i Cordon Bleu di Pollo con una salsa a tua scelta, come una salsa al vino bianco o una salsa al limone. Accompagna con contorni a piacere.

I Cordon Bleu di Pollo con Spinaci e Formaggio di Capra sono croccanti fuori e morbidi e saporiti all'interno. Questa ricetta crea un piatto principale delizioso che piacerà a tutta la famiglia. Buon appetito!

39 AGNELLO AL CURRY CON YOGURT

Ingredienti:

- 500g di carne d'agnello (spalla o coscia), tagliata a cubetti
- 1 cipolla media, tritata finemente
- 2 spicchi d'aglio, tritati finemente
- 1 pezzo di zenzero fresco (circa 2 cm), grattugiato
- 1 tazza di yogurt naturale
- 2 cucchiai di olio vegetale
- 2 cucchiai di pasta di curry (puoi regolare la quantità a seconda del tuo livello di piccantezza desiderato)
- 1 cucchiaino di cumino in polvere
- 1 cucchiaino di coriandolo in polvere
- 1/2 cucchiaino di curcuma in polvere
- 1/2 cucchiaino di pepe nero
- Sale, q.b.
- 1/4 di tazza di acqua
- Coriandolo fresco tritato (per guarnire)
- Riso basmati o pane naan (per servire)

Procedimento:

- In una grande padella, riscalda l'olio vegetale a fuoco medio-alto. Aggiungi la cipolla tritata e cuocila fino a quando diventa traslucida, ci vorranno circa 5 minuti.
- Aggiungi l'aglio tritato e lo zenzero grattugiato nella padella e continua a cuocere per altri 2 minuti, mescolando spesso.
- Aggiungi la carne d'agnello tagliata a cubetti nella padella e rosola fino a quando la carne diventa dorata su tutti i lati, circa 5-7 minuti.
- Aggiungi la pasta di curry, il cumino in polvere, il coriandolo in polvere, la curcuma, il pepe nero e un pizzico di sale. Mescola bene per coprire uniformemente la carne con le spezie.

- Versa lo yogurt nella padella e mescola bene per amalgamare gli ingredienti. Lascia cuocere per altri 5 minuti, mescolando di tanto in tanto.
- Aggiungi l'acqua per allentare la salsa e porta il tutto a ebollizione. Riduci quindi il fuoco a medio-basso, copri la padella e lascia cuocere a fuoco lento per circa 30-40 minuti, o fino a quando la carne è tenera e la salsa si è addensata.
- Assaggia il curry e aggiusta di sale e pepe secondo il tuo gusto personale.
- Servi l'Agnello al Curry con Yogurt caldo, guarnendo con coriandolo fresco tritato. Accompagna con riso basmati o pane naan.

Questa ricetta ti regalerà un Agnello al Curry con Yogurt ricco e saporito, perfetto da gustare con il tuo contorno preferito. Buon appetito!

40 TARTARE DI MANZO AL TARTUFO NERO

Ingredienti:

- 300g di carne di manzo di alta qualità, tritata finemente (assicurati che sia sicura per il consumo crudo)
- 2 tuorli d'uovo di quaglia
- 1 cucchiaio di capperi, tritati finemente
- 1 cucchiaio di prezzemolo fresco, tritato finemente
- 1-2 cucchiaini di tartufo nero fresco o in scaglie (a seconda dell'intensità desiderata)
- Sale e pepe nero macinato fresco, q.b.
- Crostini di pane tostato o fette di pane baguette (per servire)

Procedimento:

- In una ciotola, metti la carne di manzo tritata finemente.
- Aggiungi i tuorli d'uovo di quaglia sopra la carne di manzo.
- Aggiungi i capperi tritati e il prezzemolo fresco tritato nella ciotola con la carne.
- Grattugia il tartufo nero fresco o aggiungi le scaglie di tartufo sopra gli altri ingredienti nella ciotola.
- Condisci con una generosa quantità di pepe nero macinato fresco e un pizzico di sale. Il tartufo nero ha un sapore forte, quindi assicurati di assaggiare le tartare per regolare la quantità di tartufo in base alle tue preferenze.
- Mescola tutti gli ingredienti delicatamente ma accuratamente fino a quando sono ben combinati. La consistenza della tartara dovrebbe essere morbida e omogenea.
- Copri la ciotola con pellicola trasparente e mettila in frigorifero per almeno 30 minuti prima di servire. Questo permetterà ai sapori di amalgamarsi.
  La Tartare di Manzo al Tartufo Nero è un piatto elegante e ricco di sapore, perfetto come antipasto o piatto principale leggero. Assicurati di utilizzare ingredienti di alta qualità
- per ottenere il massimo dalla tua tartara. Buon appetito!

  Per servire, disponi la Tartare di Manzo al Tartufo Nero su crostini di pane tostato o fette di pane baguette. Puoi guarnire con qualche scaglia di tartufo nero aggiuntiva e prezzemolo fresco.

CONTORNI

Introdurre i contorni da abbinare ai secondi piatti a base di carne è come mettere in scena un'orchestra culinaria, in cui gli accompagnamenti svolgono il ruolo di strumenti complementari che amplificano e bilanciano l'armonia dei sapori. I contorni, con la loro varietà di colori, texture e gusti, sono in grado di elevare un semplice secondo piatto di carne a un'esperienza gastronomica completa.

Immagina un succulento filetto di manzo alla griglia, perfettamente cotto, circondato da una sinfonia di contorni come purea di patate al rosmarino, asparagi croccanti con una spruzzata di limone fresco e una salsa di vino rosso ridotta. Questi contorni non solo aggiungono dimensione e complessità al piatto, ma creano un equilibrio tra la ricchezza della carne e la freschezza degli ortaggi.

I contorni possono trasformare una cena in un'esperienza multisensoriale, offrendo contrasti di temperatura, consistenza e sapore. Da una fresca insalata verde con fragole e formaggio di capra a un piatto di purè di patate cremoso e vellutato, i contorni sono l'opportunità di esplorare una vasta gamma di ingredienti e preparazioni.

Nel mondo della cucina, la scelta dei contorni può essere un atto creativo e personale, permettendo ai cuochi di sperimentare e di esprimere il proprio stile culinario. Dalle zucchine grigliate con erbe aromatiche ai funghi trifolati con aglio e prezzemolo, i contorni offrono infinite possibilità di innovazione.

In questo capitolo, esploreremo una selezione di contorni originali che si abbinano perfettamente ai secondi piatti a base di carne, contribuendo a creare un'esperienza gastronomica indimenticabile. Dalle classiche patate al forno agli spinaci saltati in padella con aglio e peperoncino, troverai una varietà di ispirazioni culinarie per accompagnare i tuoi piatti preferiti a base di carne.

41 PUREA DI TOPINAMBUR CON BURRO ALLE ERBE

Ingredienti:

- 500g di topinambur, sbucciati e tagliati a pezzi
- 4 cucchiai di burro non salato
- 2 cucchiai di erbe fresche tritate (prezzemolo, timo, rosmarino, basilico o una combinazione di queste)
- 1/2 tazza di latte caldo
- Sale e pepe nero macinato fresco, q.b.

Procedimento:

- Inizia sbucciando e tagliando i topinambur a pezzi. Puoi immergerli in acqua con un po' di succo di limone per evitare che si ossidino.
- Metti i topinambur tagliati in una pentola con acqua leggermente salata e porta a ebollizione. Cuoci per circa 15-20 minuti o fino a quando i topinambur sono teneri quando vengono forati con una forchetta.
- Scola bene i topinambur cotti.
- In una padella a fuoco medio-basso, sciogli il burro. Aggiungi le erbe fresche tritate e cuoci per circa 1-2 minuti, mescolando costantemente. Questo permetterà alle erbe di rilasciare il loro aroma nel burro.
- In un frullatore o con un passaverdura, frulla i topinambur cotti fino a ottenere una consistenza liscia e cremosa.
- Aggiungi il burro alle erbe fuso alla purea di topinambur e mescola bene.
- Aggiungi il latte caldo gradualmente alla purea e continua a mescolare fino a ottenere la consistenza desiderata. Puoi regolare la quantità di latte in base a quanto vuoi che la purea sia cremosa.
- Assaggia la purea e aggiusta di sale e pepe secondo il tuo gusto personale.
- Servi la Purea di Topinambur con Burro alle Erbe calda, guarnendo con un po' di erbe fresche tritate aggiuntive, se lo desideri.

Questa purea di topinambur è una deliziosa alternativa alle puree di patate tradizionali e il burro alle erbe fresche aggiunge un tocco di aromaticità che rende il piatto davvero speciale. È un contorno perfetto per accompagnare i tuoi secondi piatti a base di carne preferiti. Buon appetito!

42 CAVOLFIORE ARROSTO CON SALSA TAHINI AL LIMONE

Ingredienti:

Per il cavolfiore arrosto:

- 1 cavolfiore medio, diviso in cimette
- 2 cucchiai di olio d'oliva extra vergine
- Sale e pepe nero macinato fresco, q.b.

Per la salsa tahini al limone:

- 1/2 tazza di tahini (crema di semi di sesamo)
- Succo di 1 limone, appena spremuto
- 2 cucchiai di olio d'oliva extra vergine
- 1 spicchio d'aglio, tritato finemente
- 1/4 di cucchiaino di cumino in polvere (opzionale)
- Sale e pepe nero macinato fresco, q.b.
- Acqua, se necessario, per diluire la salsa

Per guarnire:

- Prezzemolo fresco tritato
- Scaglie di limone (la scorza di limone grattugiata)

Procedimento:

- Prendi il cavolfiore e spezzettalo in cimette, cercando di mantenerle di dimensioni simili in modo che cuociano uniformemente.
- In una ciotola grande, mescola le cimette di cavolfiore con l'olio d'oliva extra vergine. Aggiungi il sale e il pepe nero macinato fresco a piacere e mescola bene in modo che il cavolfiore sia uniformemente rivestito.
- Trasferisci le cimette di cavolfiore su una teglia da forno foderata con carta forno, distribuendole in uno strato uniforme.
- Cuoci il cavolfiore in forno preriscaldato a 200°C per circa 25-30 minuti o fino a quando diventa dorato e tenero, mescolando a metà cottura per garantire una doratura uniforme.
- Nel frattempo, prepara la salsa tahini al limone. In una ciotola, mescola il tahini,

il succo di limone appena spremuto, l'olio d'oliva extra vergine, l'aglio tritato finemente e il cumino in polvere (se lo stai usando). Mescola bene fino a ottenere una salsa cremosa. Se la salsa è troppo spessa, puoi aggiungere un po' d'acqua per diluirla fino a ottenere la consistenza desiderata.

- Assaggia la salsa tahini al limone e aggiusta di sale e pepe nero macinato fresco secondo il tuo gusto personale.
- Una volta che il cavolfiore arrosto è pronto, trasferiscilo su un piatto da portata.
- Versa la salsa tahini al limone sopra il cavolfiore arrosto.
- Guarnisci con prezzemolo fresco tritato e scaglie di limone grattugiato.
- Servi immediatamente come contorno o piatto principale leggero.

Questo Cavolfiore Arrosto con Salsa Tahini al Limone è una delizia piena di sapori e contrasti. La salsa tahini al limone aggiunge un tocco di cremosità e acidità che si abbina perfettamente alla dolcezza del cavolfiore arrosto. Buon appetito!

43 ZUCCHINE RIPIENE DI QUINOA E FUNGHI

Ingredienti:

- 4 zucchine medie
- 1 tazza di quinoa
- 200g di funghi, tritati finemente
- 1 cipolla, tritata finemente
- 2 spicchi d'aglio, tritati finemente
- 1 tazza di formaggio grattugiato (a scelta, come formaggio cheddar o formaggio svizzero)
- 2 cucchiai di olio d'oliva
- 1 cucchiaino di origano secco
- 1 cucchiaino di timo secco
- Sale e pepe nero macinato fresco, q.b.
- Prezzemolo fresco tritato, per guarnire
- Formaggio grattugiato extra, per la gratinatura (opzionale)

Procedimento:

- Prepara le zucchine: Taglia le estremità delle zucchine e tagliale a metà per il lungo. Usando un cucchiaino, svuota delicatamente il centro delle zucchine per creare uno spazio per il ripieno. Metti da parte la polpa delle zucchine che hai rimosso.
- In una pentola, cuoci la quinoa seguendo le istruzioni sulla confezione. Di solito, la quinoa richiede circa 15-20 minuti per essere cotta. Una volta cotta, mettila da parte.
- In una grande padella, riscalda l'olio d'oliva a fuoco medio. Aggiungi la cipolla tritata e l'aglio tritato e cuoci fino a quando diventano traslucidi.
- Aggiungi i funghi tritati e la polpa delle zucchine che hai messo da parte. Cuoci per circa 5-7 minuti o finché i funghi si ammorbidiscono e la polpa delle zucchine rilascia il liquido.
- Aggiungi la quinoa cotta alla padella con i funghi e la cipolla. Mescola bene e

cuoci per altri 2-3 minuti. Aggiungi anche l'origano, il timo, il sale e il pepe a piacere. Assicurati che il ripieno sia ben condito.

- Rimuovi la padella dal fuoco e aggiungi il formaggio grattugiato. Mescola fino a quando il formaggio si fonde bene nel ripieno.
- Riempi le zucchine svuotate con il ripieno preparato.
- Disponi le zucchine ripiene in una teglia da forno leggermente unta con olio d'oliva.
- Se desideri, cospargi un po' di formaggio grattugiato extra sulla parte superiore delle zucchine ripiene.
- Cuoci le zucchine ripiene nel forno preriscaldato a 180°C per circa 25-30 minuti o finché le zucchine sono tenere e la superficie è dorata.
- Servi le Zucchine Ripiene di Quinoa e Funghi calde, guarnite con prezzemolo fresco tritato.

Questo piatto è una gustosa opzione vegetariana o un contorno saporito da abbinare ai tuoi piatti a base di carne preferiti. Buon appetito!

44 INSALATA DI BARBABIETOLE E ARANCE CON NOCI E FORMAGGIO DI CAPRA

Ingredienti:

Per l'insalata:

- 4 barbabietole rosse medie, cotte e pelate
- 2 arance, sbucciate e tagliate a fette sottili
- 1/2 tazza di noci tostate, gravamenti tritate
- 100g di formaggio di capra fresco, sbriciolato
- Foglie di rucola fresca (opzionale, per la presentazione)
- Sale e pepe nero macinato fresco, q.b.

Per la vinaigrette:

- 3 cucchiai di aceto di vino rosso
- 2 cucchiai di succo d'arancia appena spremuto
- 2 cucchiai di olio d'oliva extra vergine
- 1 cucchiaino di miele
- Sale e pepe nero macinato fresco, q.b.

Procedimento:

- Inizia preparando le barbabietole. Puoi cuocerle in vari modi, ma uno dei modi più semplici è bollirle. Metti le barbabietole in una pentola d'acqua fredda salata e porta a ebollizione. Riduci quindi il fuoco e cuoci per circa 30-40 minuti o finché le barbabietole sono tenere quando vengono forate con una forchetta. Scolale, lasciale raffreddare leggermente, poi sbucciale e tagliale a fette sottili.
- Prepara le arance: Sbucciale e tagliale a fette sottili. Rimuovi eventuali semi.
- Prepara le noci: Tosta le noci in una padella a secco a fuoco medio-basso per alcuni minuti finché diventano fragranti. Lasciale raffreddare leggermente, poi tritale grossolanamente.
- Prepara la vinaigrette: In una piccola ciotola, mescola l'aceto di vino rosso,

il succo d'arancia, l'olio d'oliva extra vergine e il miele. Aggiungi sale e pepe a piacere. Mescola bene fino a ottenere una vinaigrette omogenea.

- Assembla l'insalata: Disponi le fette di barbabietole e arance su un piatto da portata o su piatti singoli. Distribuisci le noci tostate sopra le barbabietole e le arance.
- Aggiungi il formaggio di capra sbriciolato uniformemente sull'insalata.
- Condisci l'insalata con la vinaigrette preparata, versandola sopra gli ingredienti.
- Se desideri, guarnisci con alcune foglie di rucola fresca per aggiungere un tocco di verde.
- Completa con una generosa macinata di pepe nero fresco.

  Questa Insalata di Barbabietole e Arance con Noci e Formaggio di Capra è un'esplosione di colori e sapori freschi e contrastanti. È perfetta per l'estate o come contorno raffinato
- in qualsiasi momento dell'anno. Buon appetito!

Servi immediatamente come contorno o come piatto leggero e gustoso.

45 PATATE HASSELBACK CON ROSMARINO E PARMIGIANO

Ingredienti:

- 4 patate grandi (preferibilmente di tipo russet o altre varietà adatte per la cottura al forno)
- 2-3 cucchiai di olio d'oliva extra vergine
- 2-3 rametti di rosmarino fresco
- 1/2 tazza di parmigiano grattugiato
- Sale e pepe nero macinato fresco, q.b.

Procedimento:

- Preriscalda il forno a 200°C.
- Per preparare le patate Hasselback, inizia lavando accuratamente le patate sotto l'acqua corrente per rimuovere eventuali residui di terra. Non è necessario sbucciarle.
- Con un coltello affilato, fai delle incisioni verticali nelle patate, cercando di tagliare fette sottili, ma senza arrivare fino in fondo. Le incisioni dovrebbero essere distanziate tra loro di circa 3-4 millimetri.
- Inserisci piccoli rametti di rosmarino tra le fette di patate, distribuendoli uniformemente su tutte le patate.
- Spennella le patate con olio d'oliva extra vergine, cercando di far penetrare l'olio tra le fette di patate.
- Condisci le patate con sale e pepe nero macinato fresco a piacere.
- Trasferisci le patate su una teglia da forno leggermente unta con olio d'oliva o foderata con carta da forno per una pulizia più facile.
- Cuoci le patate nel forno preriscaldato per circa 45-55 minuti o fino a quando diventano dorate e croccanti all'esterno, e morbide all'interno. Puoi verificare la cottura inserendo uno stuzzicadenti nella parte centrale delle patate; dovrebbe penetrare facilmente.
- Durante gli ultimi 10 minuti di cottura, cospargi il parmigiano grattugiato sopra le patate in modo che si possa sciogliere e diventare leggermente dorato.

- Una volta pronte, sforna le Patate Hasselback dal forno e lasciale riposare per qualche minuto prima di servirle.
Queste Patate Hasselback con Rosmarino e Parmigiano sono croccanti all'esterno, tenere all'interno e piene di sapore. Sono un contorno perfetto per qualsiasi pasto e renderanno la tua cena ancora più deliziosa. Buon appetito!

- Servi le Patate Hasselback calde come contorno o accompagnamento del tuo piatto preferito.

46 RATATOUILLE DI VERDURE AL FORNO

Ingredienti:

- 2 melanzane medie
- 2 zucchine medie
- 3 pomodori maturi
- 1 cipolla rossa
- 2 peperoni rossi
- 4 spicchi d'aglio, tritati finemente
- 2 cucchiai di olio d'oliva extra vergine
- 2 cucchiaini di origano secco
- 2 cucchiaini di basilico secco
- Sale e pepe nero macinato fresco, q.b.
- Foglie di basilico fresco, per guarnire

Procedimento:

- Preriscalda il forno a 200°C.
- Prepara tutte le verdure: Sbuccia la cipolla e tagliala a fette sottili. Taglia le melanzane e le zucchine a rondelle sottili. Taglia i pomodori a fette sottili. Rimuovi i semi dai peperoni rossi e tagliali a strisce sottili.
- In una grande ciotola, mescola le verdure tagliate con l'aglio tritato, l'origano secco, il basilico secco, l'olio d'oliva extra vergine, il sale e il pepe nero macinato fresco. Assicurati che le verdure siano ben condite.
- Prendi una teglia da forno e disporre le verdure condite in strati alternati, sovrapponendole leggermente. Questo darà al Ratatouille un aspetto tradizionale e colorato.
- Copri la teglia con un foglio di carta alluminio o un coperchio resistente al calore.
- Cuoci il Ratatouille nel forno preriscaldato per circa 45-55 minuti o fino a quando le verdure sono morbide e cotte, ma non completamente disfatte. Durante gli ultimi 15 minuti di cottura, puoi togliere il coperchio o la carta alluminio per consentire alle verdure di dorarsi leggermente.

- Una volta cotto, sforna il Ratatouille di Verdure al Forno e lascialo riposare per qualche minuto.
- Prima di servire, guarnisci il Ratatouille con foglie di basilico fresco per un tocco di freschezza.

  Il Ratatouille di Verdure al Forno è un piatto vegetariano saporito e colorato che celebra le deliziose verdure mediterranee. È perfetto da gustare da solo o come contorno per carne o pesce. Buon appetito!

- Servi il Ratatouille come contorno o come piatto principale, magari accompagnato da del pane croccante.

47 CAVOLI DI BRUXELLES CON PANCETTA E ACERO

Ingredienti:

- 500g di cavoli di Bruxelles, puliti e tagliati a metà
- 150g di pancetta affumicata, tagliata a cubetti
- 2 cucchiai di olio d'oliva extra vergine
- 2 cucchiai di sciroppo d'acero
- Sale e pepe nero macinato fresco, q.b.

Procedimento:

- Inizia preparando i cavoli di Bruxelles. Rimuovi le foglie esterne e tagliali a metà.
- In una grande padella antiaderente, riscalda l'olio d'oliva extra vergine a fuoco medio.
- Aggiungi i cubetti di pancetta e cuocili finché diventano croccanti e rilasciano il loro grasso, mescolando occasionalmente. Ci vorranno circa 5-7 minuti.
- Usa un mestolo forato per rimuovere la pancetta croccante dalla padella e mettila da parte, lasciando il grasso di cottura nella padella.
- Aggiungi i cavoli di Bruxelles nella stessa padella con il grasso della pancetta. Cuocili a fuoco medio per circa 10-12 minuti o finché diventano dorati e teneri, mescolandoli occasionalmente.
- Quando i cavoli di Bruxelles sono quasi pronti, riaggiungi la pancetta croccante nella padella e mescola bene.
- Versa lo sciroppo d'acero sui cavoli di Bruxelles e mescola per distribuirlo uniformemente. Lascia cuocere per altri 2-3 minuti fino a quando lo sciroppo d'acero inizia a caramellare leggermente e ad aderire alle verdure.
- Assaggia e aggiusta di sale e pepe nero macinato fresco secondo il tuo gusto.
- Trasferisci i Cavoli di Bruxelles con Pancetta e Acero in un piatto da portata e servi caldi.

Questo piatto è un delizioso contorno che combina la croccantezza dei cavoli di Bruxelles, la ricchezza della pancetta e il dolce sciroppo d'acero. È perfetto per accompagnare una varietà di piatti principali, soprattutto durante la stagione autunnale e invernale. Buon appetito!

48 FUNGHI TRIFOLATI CON TIMO E PECORINO

Ingredienti:

- 500g di funghi freschi (preferibilmente champignon o funghi cremini), puliti e affettati sottilmente
- 2 cucchiai di olio d'oliva extra vergine
- 2 spicchi d'aglio, tritati finemente
- 1 cucchiaio di foglie di timo fresco (puoi anche utilizzare timo secco)
- Sale e pepe nero macinato fresco, q.b.
- 50g di pecorino romano o pecorino sardo, tagliato a scaglie

Procedimento:

- In una grande padella antiaderente, riscalda l'olio d'oliva extra vergine a fuoco medio.
- Aggiungi gli spicchi d'aglio tritati e il timo fresco alla padella. Cuoci per circa 1-2 minuti, mescolando costantemente, fino a quando l'aglio inizia a profumare e diventa leggermente dorato.
- Aggiungi le fette di funghi nella padella. Cuoci i funghi a fuoco medio-basso per circa 10-12 minuti o fino a quando rilasciano il loro liquido e diventano teneri. Durante la cottura, i funghi si ridurranno di volume.
- Quando i funghi sono quasi pronti, assaggiali e aggiusta di sale e pepe nero macinato fresco secondo il tuo gusto. Continua a cuocere per un altro minuto.
- Trasferisci i Funghi Trifolati su un piatto da portata.
- Spargi le scaglie di pecorino romano o pecorino sardo sulla parte superiore dei funghi caldi in modo che inizino a sciogliersi leggermente.
  Questi Funghi Trifolati con Timo e Pecorino sono semplici da preparare ma ricchi di sapore. Il timo aggiunge un tocco aromatico, mentre il pecorino offre un sapore salato e robusto. Questo piatto è perfetto da gustare con del pane croccante o come contorno per
- carni o pesci. Buon appetito!

Servi immediatamente come contorno o antipasto.

49 PURÈ DI CAROTE AL CURRY

Ingredienti:

- 500g di carote, pelate e tagliate a rondelle
- 1 cucchiaio di olio d'oliva extra vergine
- 1 cipolla, tritata finemente
- 2 spicchi d'aglio, tritati finemente
- 1 cucchiaio di curry in polvere
- 200ml di latte di cocco
- 1 cucchiaio di burro
- Sale e pepe nero macinato fresco, q.b.
- Coriandolo fresco, tritato finemente, per guarnire

Procedimento:

- In una pentola capiente, porta a ebollizione dell'acqua salata. Aggiungi le rondelle di carote e cuocile fino a quando diventano tenere, ci vorranno circa 10- 15 minuti. Scolale e mettile da parte.
- In una padella grande, riscalda l'olio d'oliva extra vergine a fuoco medio. Aggiungi la cipolla tritata e l'aglio tritato e cuoci per circa 3-4 minuti o finché diventano morbidi e dorati.
- Aggiungi il curry in polvere alla cipolla e all'aglio e mescola bene. Cuoci per un minuto in modo che il curry rilasci i suoi aromi.
- Aggiungi le carote cotte alla padella e mescola per farle insaporire con il curry.
- Versa il latte di cocco nella padella e mescola bene. Lascia cuocere a fuoco medio per altri 5-7 minuti, finché il latte di cocco si riscalda e le carote si impregnano dei sapori del curry.
- Trasferisci il tutto in un frullatore o utilizza un frullatore ad immersione per ridurre il composto in purè. Aggiungi il burro e continua a frullare fino a ottenere una consistenza cremosa e omogenea.
- Assaggia e aggiusta di sale e pepe nero macinato fresco secondo il tuo gusto.
- Trasferisci il Purè di Carote al Curry in un piatto da portata e guarniscilo con coriandolo fresco tritato.

Questo Purè di Carote al Curry è un'alternativa saporita al purè di patate tradizionale. Il curry e il latte di cocco aggiungono un tocco esotico e profumato, mentre il coriandolo fresco dona freschezza. È il contorno perfetto per una cena speciale o una festa. Buon appetito!

Servi immediatamente come contorno o accompagnamento per carne o pesce.

50 BROCCOLI CON MANDORLE TOSTATE E LIMONE

Ingredienti:

- 500g di broccoli, lavati e tagliati a cimette
- 1/4 di tazza di mandorle intere, tostate e tritate grossolanamente
- La scorza grattugiata di 1 limone
- 2 cucchiai di olio d'oliva extra vergine
- 2 spicchi d'aglio, tritati finemente
- Sale e pepe nero macinato fresco, q.b.
- Fettine sottili di limone per guarnire (facoltativo)

Procedimento:

- In una pentola grande, porta a ebollizione dell'acqua salata. Aggiungi le cimette di broccoli e cuocile fino a quando diventano tenere ma ancora croccanti, ci vorranno circa 3-4 minuti. Scolale e immergile immediatamente in acqua ghiacciata per fermare la cottura. Scolale nuovamente e mettile da parte.
- In una padella grande, riscalda l'olio d'oliva extra vergine a fuoco medio. Aggiungi l'aglio tritato e cuocilo per circa 1-2 minuti o finché inizia a dorarsi.
- Aggiungi le cimette di broccoli nella padella e mescola bene per farle insaporire con l'aglio e l'olio.
- Aggiungi la scorza grattugiata di limone alle cimette di broccoli e mescola nuovamente.
- Tosta le mandorle in una padella separata per circa 2-3 minuti o finché diventano leggermente dorati. Assicurati di mescolarle costantemente per evitare che si brucino.
- Aggiungi le mandorle tostate alle cimette di broccoli e mescola bene.
- Assaggia e aggiusta di sale e pepe nero macinato fresco secondo il tuo gusto.
- Trasferisci i Broccoli con Mandorle Tostate e Limone in un piatto da portata.
- Se desideri, guarnisci il piatto con alcune fettine sottili di limone per un tocco di freschezza aggiuntiva.

Questo contorno di Broccoli con Mandorle Tostate e Limone è un'opzione leggera e saporita che aggiunge un tocco di freschezza ai tuoi pasti. Le mandorle tostate offrono croccantezza, la scorza di limone dona un aroma agrumato e i broccoli sono ricchi di sapore e nutrienti. Buon appetito!

Servi immediatamente come contorno o accompagnamento per carne o pesce.

DOLCI

Senza dubbio, i dolci sono la ciliegina sulla torta di qualsiasi pasto. In questa introduzione, esploreremo il meraviglioso mondo dei dolci da abbinare ai piatti a base di carne. Mentre spesso pensiamo ai dessert come conclusione di una cena, essi possono anche essere abbinati in modo creativo e delizioso alle pietanze a base di carne, creando un equilibrio tra sapori dolci e saporiti. Dalle salse a base di frutta che esaltano il sapore delle carni grigliate, ai dolci ricchi e complessi che si sposano bene con i piatti di carne arrosto o brasati, i dolci sono una parte versatile e apprezzata della cucina.

I dolci da abbinare alle preparazioni a base di carne non solo aggiungono una dimensione gustativa unica, ma possono anche contrastare la ricchezza delle carni con la freschezza dei frutti o la dolcezza dei cioccolati. Che si tratti di una salsa di frutti di bosco che accompagna un petto di anatra arrosto o di un dolce al cioccolato fondente che completa un succulento stufato di manzo, i dolci possono trasformare un pasto in un'esperienza gastronomica memorabile.

In questo capitolo, esploreremo una vasta gamma di dolci da abbinare alle preparazioni a base di carne, fornendo ricette originali e idee creative per soddisfare il tuo palato e stupire i tuoi ospiti. Dalle torte ricche e vellutate ai dessert leggeri e fruttati, scoprirai come i dolci possono essere un complemento sorprendente per le carni di ogni tipo. Preparati a deliziare i tuoi sensi e a esplorare il connubio unico tra dolce e salato che renderà le tue esperienze culinarie ancora più straordinarie.

51 GELATO AL FORMAGGIO BLU CON MIELE E NOCI

Ingredienti:

- 200g di formaggio blu (come Gorgonzola o Roquefort), a temperatura ambiente
- 2 tazze di latte intero
- 1 tazza di panna fresca
- 3/4 di tazza di zucchero
- 4 tuorli d'uovo
- 1/4 di tazza di miele
- 1/2 tazza di noci tostate, tritate grossolanamente
- Una spruzzata di succo di limone (opzionale, per bilanciare il sapore)

Procedimento:

- In una ciotola, sbriciola il formaggio blu e schiaccialo con una forchetta fino a ottenere una consistenza uniforme. Aggiungi il miele e mescola bene per incorporarlo al formaggio.
- In una pentola, riscalda il latte e la panna a fuoco medio-forte fino a quando inizia a bollire. Non portare il composto a ebollizione completa, ma assicurati che sia ben caldo.
- In una ciotola separata, sbatti i tuorli d'uovo e lo zucchero fino a ottenere un composto cremoso e omogeneo.
- Versa lentamente il latte caldo sui tuorli sbattuti, mescolando costantemente per evitare di cuocere i tuorli.
- Trasferisci il composto ottenuto nella pentola e cuoci a fuoco medio-basso, mescolando costantemente con un cucchiaio di legno. Continua a cuocere finché la miscela non si addensa leggermente e copre il dorso del cucchiaio.
- Rimuovi la pentola dal fuoco e aggiungi il formaggio blu e il miele. Mescola bene finché il formaggio non si è completamente sciolto e il composto è liscio. Se desideri, puoi aggiungere una spruzzata di succo di limone per bilanciare il sapore.
- Lascia raffreddare il composto a temperatura ambiente, quindi coprilo con

pellicola trasparente e mettilo in frigorifero per almeno 4 ore o preferibilmente durante la notte.

- Trasferisci il composto freddo nella gelatiera e procedi seguendo le istruzioni del produttore per preparare il gelato.
- Quando il gelato è quasi pronto, aggiungi le noci tostate e fai continuare a mescolare fino a quando sono ben distribuite.
- Trasferisci il gelato al Formaggio Blu con Miele e Noci in un contenitore ermetico e mettilo nel congelatore per almeno 2 ore prima di servirlo.
  Questo Gelato al Formaggio Blu con Miele e Noci è una sorprendente combinazione di sapori dolci e salati che delizierà il tuo palato. La cremosità del gelato si abbina perfettamente alla ricchezza del formaggio blu, mentre il miele aggiunge una dolcezza
- Servi il gelato in piccole porzioni, guarnendo ogni porzione con un filo di miele e qualche nocciola tostata extra.

naturale e le noci tostate conferiscono croccantezza e texture. È un dessert unico che sicuramente farà colpo su chi lo assaggia. Buon appetito!

52 PANNA COTTA AL BACON E CARAMELLO SALATO

Ingredienti:

Per la Panna Cotta:

- 2 tazze di panna fresca
- 1/2 tazza di latte intero
- 1/2 tazza di zucchero
- 2 cucchiaini di gelatina in polvere
- 2 cucchiai di acqua fredda
- 1 cucchiaino di estratto di vaniglia
- 4 fette di bacon croccante, sbriciolate

Per la Salsa di Caramello Salato:

- 1 tazza di zucchero
- 1/4 di tazza di burro
- 1/2 tazza di panna fresca
- 1/2 cucchiaino di sale marino

Procedimento:

Preparazione della Panna Cotta:

- In una piccola ciotola, cospargi la gelatina sull'acqua fredda e lasciala riposare per 5 minuti per ammorbidirla.
- In una pentola, versa la panna, il latte e lo zucchero. Riscalda il composto a fuoco medio-basso, mescolando costantemente finché lo zucchero si è completamente sciolto e il composto è caldo, ma non portarlo a ebollizione.
- Togli la pentola dal fuoco e aggiungi la gelatina ammorbidita, mescolando finché si scioglie completamente.
- Aggiungi l'estratto di vaniglia e mescola bene.
- Versa il composto della panna cotta in stampini o bicchieri da dessert. Aggiungi una generosa quantità di briciole di bacon croccante sopra ogni panna cotta.
- Copri gli stampini con pellicola trasparente e mettili in frigorifero per almeno 4

ore o fino a quando la panna cotta è ben rassodata.

Preparazione della Salsa di Caramello Salato:

- In una pentola antiaderente a fondo pesante, sciogli lo zucchero a fuoco medio. Non mescolare con un cucchiaio, ma puoi ruotare leggermente la pentola per distribuire uniformemente il calore.
- Una volta che lo zucchero si è completamente sciolto e ha assunto un colore dorato scuro, aggiungi il burro e mescola bene fino a che è completamente fuso.
- Togli la pentola dal fuoco e aggiungi la panna fresca con cautela, poiché la miscela bollirà temporaneamente. Mescola bene fino a ottenere una salsa liscia.
- Aggiungi il sale marino e mescola per incorporarlo nella salsa.
- Lascia raffreddare la salsa di caramello salato a temperatura ambiente.

Assemblaggio:

- Una volta che le panna cotta sono ben raffreddate e rassodate, versa una generosa quantità di salsa di caramello salato su ciascuna panna cotta.
- Servi le Panna Cotta al Bacon e Caramello Salato con un tocco di bacon extra e una spolverata di sale marino sopra la salsa di caramello.

Queste Panna Cotta sono una combinazione straordinaria di dolcezza cremosa, croccantezza salata del bacon e la ricchezza della salsa di caramello salato. Questo dessert unico è sicuro di sorprendere e deliziare chiunque lo assaggi. Buon appetito!

53 TORTA DI RICOTTA AL ROSMARINO CON CONFETTURA DI POMODORI VERDI

Ingredienti:

Per la Torta:

- 2 tazze di ricotta fresca
- 3 uova
- 1 tazza di zucchero
- 1/2 tazza di farina
- 1 cucchiaino di estratto di vaniglia
- 2 cucchiai di rosmarino fresco tritato finemente

Per la Confettura di Pomodori Verdi:

- 2 tazze di pomodori verdi non maturi, tagliati a cubetti
- 1 tazza di zucchero
- 1 limone, scorza grattugiata e succo
- 1 cucchiaino di zenzero fresco grattugiato

Procedimento:

Preparazione della Confettura di Pomodori Verdi:

- In una pentola, aggiungi i pomodori verdi, lo zucchero, la scorza di limone e il succo di limone.
- Porta il composto a ebollizione a fuoco medio-alto; quindi, abbassa la fiamma e lascia sobbollire a fuoco medio-basso per circa 25-30 minuti, o fino a quando i pomodori diventano morbidi e la confettura inizia ad addensarsi.
- Aggiungi lo zenzero grattugiato e cuoci per altri 5 minuti, mescolando di tanto in tanto.
- Togli la pentola dal fuoco e lascia raffreddare completamente la confettura di pomodori verdi.

Preparazione della Torta di Ricotta al Rosmarino:

- Preriscalda il forno a 180°C e rivesti una teglia da torta con carta forno.
- In una ciotola grande, mescola la ricotta, le uova, lo zucchero, la farina, l'estratto di vaniglia e il rosmarino tritato fino a ottenere un composto omogeneo.
- Versa il composto nella teglia preparata.
- Cuoci in forno preriscaldato per circa 40-45 minuti, o fino a quando la torta è dorata e completamente cotta. Puoi verificare la cottura inserendo uno stuzzicadenti nel centro della torta; se esce pulito, la torta è pronta.
- Lascia raffreddare la torta in teglia per circa 15-20 minuti, quindi trasferiscila su un piatto da portata.
- Spalma generosamente la confettura di pomodori verdi sopra la torta di ricotta al rosmarino raffreddata.
- Decora con rosmarino fresco e fette sottili di pomodoro verde (facoltativo).
- Taglia a fette e servi la tua Torta di Ricotta al Rosmarino con Confettura di Pomodori Verdi.

Questa Torta di Ricotta al Rosmarino con Confettura di Pomodori Verdi è una combinazione unica di dolcezza e freschezza dell'erba aromatica. La confettura di pomodori verdi aggiunge un tocco inaspettato e delizioso a questo dessert. È perfetta da servire come dessert in occasioni speciali o per viziarvi con un dolce unico. Buon appetito!

54 SORBETTO AL LIMONE E PEPE NERO

Ingredienti:

- 4 limoni non trattati
- 1 tazza di zucchero
- 1 tazza di acqua
- 1/2 cucchiaino di pepe nero macinato (puoi aggiungere di più se preferisci un sapore più piccante)

Procedimento:

Preparazione degli ingredienti:

- Gratta la scorza dei limoni per ottenere il loro zest. Assicurati di non grattare la parte bianca amara.
- Spremi il succo da tutti e quattro i limoni.

Preparazione del Sorbetto:

- In una pentola, porta l'acqua a ebollizione. Aggiungi lo zucchero e mescola finché lo zucchero si scioglie completamente. Questo formerà uno sciroppo semplice.
- Rimuovi lo sciroppo dal fuoco e aggiungi la scorza grattugiata dei limoni. Lascia riposare per circa 10 minuti in modo che la scorza rilasci il suo aroma nel liquido.
- Filtra lo sciroppo attraverso un setaccio o una garza per rimuovere la scorza di limone.
- Aggiungi il succo di limone appena spremuto e il pepe nero macinato allo sciroppo. Mescola bene per incorporare tutti gli ingredienti.
- Lascia raffreddare completamente il composto a temperatura ambiente.

Congelamento:

- Versa il composto di sorbetto in una macchina per il gelato e segui le istruzioni del produttore per completare il processo di congelamento. Se non hai una macchina per il gelato, puoi versare il composto in un contenitore poco profondo e congelarlo, mescolando ogni 30 minuti con una forchetta fino a quando raggiunge la consistenza desiderata.
- Una volta che il sorbetto ha raggiunto la consistenza desiderata, trasferiscilo

in un contenitore sigillato e conservalo in freezer per almeno 2-3 ore prima di servire.

Servizio:

- Prima di servire, puoi guarnire il sorbetto con una spruzzata di pepe nero macinato extra e una fettina di limone come decorazione.
- Servi il Sorbetto al Limone e Pepe Nero in piccoli bicchieri o coppette come dessert rinfrescante dopo un pasto.

Questo sorbetto unisce il classico sapore del limone con una sottile nota piccante del pepe nero, creando un dessert unico e delizioso. È perfetto per rinfrescarsi durante una giornata calda o come chiusura di un pasto estivo. Buon appetito!

55 PERE CARAMELLATE CON GORGONZOLA E NOCI

Ingredienti:

- 4 pere mature ma ancora leggermente ferme
- 1/2 tazza di zucchero di canna
- 1/4 di tazza di burro
- 1/4 di tazza di vino rosso (preferibilmente un vino robusto come il Merlot)
- 1/2 tazza di gorgonzola dolce o piccante, a seconda delle tue preferenze
- 1/4 di tazza di noci tritate
- Miele per guarnire (facoltativo)
- Rametti di rosmarino per decorare (facoltativo)

Procedimento:

Preparazione delle Pere:

- Preriscalda il forno a 180°C e rivesti una teglia da forno con carta da forno.
- Sbuccia le pere, tagliale a metà e rimuovi il torsolo con un cucchiaino.

Preparazione della Salsa al Caramello:

- In una padella antiaderente a fuoco medio, sciogli il burro. Aggiungi lo zucchero di canna e mescola fino a quando lo zucchero si scioglie e inizia a formare un caramello dorato. Ci vorranno circa 5-7 minuti.
- Aggiungi il vino rosso al caramello e continua a mescolare per altri 2-3 minuti finché la salsa si addensa leggermente.

Cottura delle Pere:

- Disponi le pere nella teglia preparata con la parte tagliata rivolta verso l'alto.
- Versa la salsa al caramello sulle pere in modo uniforme.
- Cuoci le pere in forno preriscaldato per circa 30-35 minuti o fino a quando sono tenere ma non sfaldano. Puoi verificare la cottura inserendo la punta di un coltello nella polpa delle pere; dovrebbe scivolare facilmente.

Servizio:

- Mentre le pere sono ancora calde, distribuisci il gorgonzola dolce o piccante sopra ciascuna metà di pera.

- Cospargi le noci tritate sul formaggio gorgonzola.
- Se lo desideri, guarnisci ogni pera con un filo di miele per un tocco di dolcezza aggiuntiva.
- Decora il piatto con alcuni rametti di rosmarino per un tocco aromatico (facoltativo).

Questo piatto è una deliziosa combinazione di dolcezza naturale delle pere, il sapore ricco e leggermente piccante del gorgonzola e la croccantezza delle noci. È perfetto per un'occasione speciale o per deliziare i tuoi ospiti con un antipasto elegante. Buon appetito!

- Servi immediatamente le Pere Caramellate con Gorgonzola e Noci come antipasto o dessert.

56 BUDINO AL PANE DI MAIS CON SALSA AL BOURBON

Ingredienti per il Budino al Pane di Mais:

- 4 tazze di pane di mais secco, tagliato a cubetti
- 2 tazze di latte intero
- 1/2 tazza di panna fresca
- 1/2 tazza di zucchero
- 2 uova grandi
- 1 cucchiaino di estratto di vaniglia
- 1/2 cucchiaino di cannella in polvere
- 1/4 di cucchiaino di noce moscata
- Un pizzico di sale

Ingredienti per la Salsa al Bourbon:

- 1/2 tazza di zucchero
- 1/4 di tazza di burro non salato
- 1/4 di tazza di bourbon
- 1/4 di tazza di panna fresca
- 1 cucchiaino di estratto di vaniglia
- Un pizzico di sale

Procedimento:

Preparazione del Budino al Pane di Mais:

- Preriscalda il forno a 175°C. Imburra una pirofila da forno rettangolare di dimensioni circa 23x33 cm.
- Disponi i cubetti di pane di mais nella pirofila preparata.
- In una ciotola, mescola il latte e la panna fresca. Versa questa miscela sopra il pane di mais. Assicurati che tutti i cubetti di pane siano ben inzuppati. Lascia riposare per circa 15 minuti.
- In un'altra ciotola, sbatti le uova con lo zucchero, l'estratto di vaniglia, la cannella, la noce moscata e un pizzico di sale.

- Versa la miscela di uova sopra il pane di mais inzuppato e mescola bene.
- Cuoci nel forno preriscaldato per circa 30-35 minuti o fino a quando il budino è dorato in superficie e la parte centrale è fissata.

Preparazione della Salsa al Bourbon:

- Mentre il budino cuoce, prepara la salsa. In una piccola pentola, sciogli il burro a fuoco medio-basso.
- Aggiungi lo zucchero e mescola fino a quando lo zucchero si scioglie completamente e il composto diventa dorato.
- Aggiungi il bourbon con attenzione (potrebbe produrre fumo). Mescola fino a quando il bourbon si è ridotto leggermente.
- Aggiungi la panna fresca, l'estratto di vaniglia e un pizzico di sale. Continua a cuocere per altri 2-3 minuti o fino a quando la salsa si addensa leggermente.

Servizio:

- Una volta che il budino al pane di mais è cotto, taglialo in quadrati e servi caldo, cospargendo ciascuna porzione con la deliziosa salsa al bourbon.

Questo Budino al Pane di Mais con Salsa al Bourbon è un dessert caldo e avvolgente perfetto per le occasioni speciali o quando desideri coccolarti con un comfort food delizioso. La salsa al bourbon aggiunge una nota di ricchezza e complessità al dolce. Buon appetito!

57 TORTA AL CAFFÈ CON BURRO ALLA SALVIA

Ingredienti per la Torta al Caffè:

- 1 1/2 tazze di farina per torte
- 1 tazza di zucchero
- 1/2 tazza di burro a temperatura ambiente
- 2 uova
- 1/2 tazza di caffè forte, raffreddato
- 1/4 di tazza di latte
- 1 cucchiaino di estratto di vaniglia
- 1 cucchiaino di lievito in polvere
- 1/2 cucchiaino di bicarbonato di sodio
- 1/4 di cucchiaino di sale

Ingredienti per il Burro alla Salvia:

- 1/2 tazza di burro
- 10-12 foglie di salvia fresca
- 2 cucchiai di miele
- Una presa di sale

Procedimento:

Preparazione del Burro alla Salvia:

- In una piccola padella, fai sciogliere il burro a fuoco medio-basso.
- Aggiungi le foglie di salvia e cuoci per circa 2-3 minuti o finché diventano fragranti e croccanti.
- Togli la padella dal fuoco e aggiungi il miele e una presa di sale. Mescola bene fino a quando il miele si è completamente sciolto. Metti da parte il burro alla salvia.

Preparazione della Torta al Caffè:

- Preriscalda il forno a 180°C. Imburra e infarina una teglia per torte rotonda da 20-22 cm di diametro.

- In una ciotola, setaccia la farina, il lievito in polvere, il bicarbonato di sodio e il sale. Mescola bene.
- In un'altra ciotola, batte il burro ammorbidito con lo zucchero fino a ottenere un composto cremoso.
- Aggiungi le uova una alla volta, assicurandoti di mescolare bene dopo ogni aggiunta. Aggiungi l'estratto di vaniglia e mescola.
- Alternativamente, aggiungi la miscela di farina e il caffè raffreddato al composto di burro, iniziando e finendo con la farina. Mescola bene dopo ogni aggiunta fino a ottenere un impasto omogeneo.
- Aggiungi il latte e mescola fino a incorporare completamente l'impasto.
- Versa l'impasto nella teglia preparata e livellalo con una spatola.
- Cuoci in forno preriscaldato per circa 30-35 minuti o fino a quando la torta è dorata e un bastoncino infilato nel centro esce pulito.

- Una volta cotta, lascia raffreddare la torta in teglia per qualche minuto, quindi trasferiscila su un piatto da portata.

Servizio:

- Prima di servire, versa il burro alla salvia caldo sulla torta al caffè, assicurandoti che si distribuisca uniformemente sulla superficie.
  Questa torta unisce il sapore ricco del caffè con la dolcezza del miele e il tocco aromatico della salvia. È perfetta da servire come dessert o per una speciale colazione. Buon
- appetito!

Taglia a fette e goditi questa deliziosa Torta al Caffè con Burro alla Salvia!

58 TARTUFI AL CIOCCOLATO CON PEPE DI CAYENNA

Ingredienti:

- 200g di cioccolato fondente (70% di cacao), spezzettato
- 1/2 tazza (120 ml) di panna fresca
- 2 cucchiai di burro non salato
- 1/4 di cucchiaino di pepe di Cayenna (o più, a piacere)
- Cacao in polvere per la finitura (opzionale)
- Zucchero a velo per la finitura (opzionale)

Procedimento:

- Inizia riscaldando la panna fresca in un pentolino a fuoco medio. Non portarla a ebollizione, ma riscalda finché iniziano a formarsi delle piccole bolle ai bordi.
- Togli il pentolino dal fuoco e aggiungi il cioccolato fondente spezzettato. Mescola fino a quando il cioccolato si è completamente sciolto e hai ottenuto un composto liscio.
- Aggiungi il burro non salato al cioccolato fuso e mescola fino a quando il burro si è completamente incorporato.
- Aggiungi il pepe di Cayenna al composto. Puoi iniziare con 1/4 di cucchiaino e poi aggiungere di più se desideri un tocco più piccante. Mescola bene.
- Trasferisci il composto di cioccolato in una ciotola e coprila con pellicola trasparente. Lascia raffreddare il composto in frigorifero per almeno 2-3 ore o fino a quando diventa abbastanza solido da poterlo manipolare.
- Una volta raffreddato e solidificato, usa un cucchiaino per prelevare piccole quantità di composto e rotolale tra le mani per formare delle palline di cioccolato. Puoi fare le palline delle dimensioni che preferisci.
- Ora, hai due opzioni per la finitura:
- Puoi rotolare le palline di cioccolato nei cacao in polvere per una finitura elegante e amara.
- Oppure, puoi rotolare le palline di cioccolato nello zucchero a velo per una finitura dolce e delicata.

- Disponi i tartufi finiti su un vassoio o un piatto coperto da carta pergamena.
  I Tartufi al Cioccolato con Pepe di Cayenna sono una deliziosa combinazione di cioccolato ricco e piccante. Sono perfetti come dessert o come regalo fatto in casa per amici e familiari. Buon divertimento nel prepararli e nel gustarli!

Lascia raffreddare i tartufi in frigorifero per almeno un'ora prima di servirli.

59 MOUSSE AL FORMAGGIO DI CAPRA CON RIDUZIONE DI BALSAMICO AL ROSMARINO

Ingredienti per la Mousse al Formaggio di Capra:

- 200g di formaggio di capra fresco
- 100g di formaggio cremoso
- 1/4 di tazza di panna fresca
- 1 cucchiaio di miele
- 1 cucchiaino di rosmarino fresco tritato finemente
- Sale e pepe nero macinato fresco a piacere

Ingredienti per la Riduzione di Balsamico al Rosmarino:

- 1/2 tazza di aceto balsamico
- 1 cucchiaio di miele
- 1 rametto di rosmarino fresco

Procedimento per la Mousse al Formaggio di Capra:

- Inizia preparando la mousse di formaggio di capra. In una ciotola, unisci il formaggio di capra fresco e il formaggio cremoso. Mescola fino a ottenere una consistenza liscia e uniforme.
- Aggiungi la panna fresca e mescola nuovamente fino a quando la mousse diventa leggera e soffice.
- Aggiungi il miele e il rosmarino tritato alla mousse. Mescola bene e assaggia. Aggiungi sale e pepe nero macinato fresco a piacere per bilanciare i sapori.
- Copri la ciotola con pellicola trasparente e metti la mousse in frigorifero per almeno 30 minuti per farla raffreddare e permettere ai sapori di fondersi.

Procedimento per la Riduzione di Balsamico al Rosmarino:

- In un pentolino, unisci l'aceto balsamico, il miele e il rametto di rosmarino fresco.
- Porta l'aceto balsamico ad ebollizione a fuoco medio-alto, poi abbassa il fuoco e lascia cuocere a fuoco lento per circa 10-15 minuti, o fino a quando la riduzione si

addensa leggermente. Sarà pronta quando coprirà il dorso di un cucchiaio.

- Rimuovi il rametto di rosmarino e lascia raffreddare la riduzione.

Assemblaggio:

- Prendi delle piccole coppe o bicchieri da dessert.
- Riempili con la mousse di formaggio di capra refrigerata.
- Versa con delicatezza una piccola quantità di riduzione di balsamico al rosmarino sopra ogni porzione di mousse.
- Decora con qualche ago di rosmarino fresco o un pizzico di pepe nero macinato fresco.

  La Mousse al Formaggio di Capra con Riduzione di Balsamico al Rosmarino è un piatto elegante e delizioso che combina la cremosità del formaggio di capra con il sapore ricco della riduzione di balsamico al rosmarino. È perfetta come antipasto o come dessert raffinato. Buon appetito!

- Servi le coppe con piccole fette di pane croccante o crackers.

60 FICHI AL FORNO CON PANCETTA E GELATO ALLA VANIGLIA

Ingredienti:

- 6 fichi freschi
- 6 fette sottili di pancetta
- 6 piccole palline di gelato alla vaniglia
- Miele (facoltativo, per la glassatura)
- Foglie di menta fresca per guarnire (facoltativo)

Procedimento:

- Preriscalda il forno a 180°C e rivesti una teglia da forno con carta da forno.
- Lavali i fichi delicatamente sotto l'acqua corrente e asciugali con un canovaccio pulito. Taglia l'estremità superiore di ciascun fico.
- Prendi una fetta di pancetta e avvolgila intorno a ciascun fico. Assicurati che la pancetta copra bene il fico.
- Disponi i fichi avvolti nella pancetta nella teglia preparata, con la parte della pancetta rivolta verso il basso.
- Inforna i fichi per circa 10-12 minuti o fino a quando la pancetta diventa croccante e i fichi diventano morbidi.
- Nel frattempo, puoi preparare la glassatura al miele. In un piccolo pentolino, riscalda delicatamente un po' di miele fino a renderlo liquido.
- Quando i fichi sono pronti, togli la teglia dal forno e trasferisci i fichi su un piatto da dessert.
- Se lo desideri, puoi cospargere i fichi con un filo di miele fuso per un tocco di dolcezza aggiuntiva.
- Accompagna ciascun fico al forno con una pallina di gelato alla vaniglia.
- Guarnisci il piatto con foglie di menta fresca, se lo desideri.
- Servi i fichi al forno con pancetta e gelato alla vaniglia immediatamente, in modo che il gelato si sciolga leggermente sulla pancetta calda e sui fichi morbidi.

Questo dessert è un equilibrio perfetto tra il salato della pancetta croccante, il dolce dei fichi caramellati e la cremosità del gelato alla vaniglia. È una delizia per il palato e può essere servito in occasioni speciali o come dessert gourmet dopo una cena. Buon appetito!

CONSIGLI PER I VINI DA ABBINARE ALLE PORTATE A BASE DI CARNE

I vini e le carni sono una coppia classica nella gastronomia mondiale. La scelta di un vino appropriato può migliorare notevolmente l'esperienza culinaria quando si gustano portate a base di carne. In questo capitolo, esploreremo le diverse opzioni di vino disponibili e forniremo suggerimenti su come abbinare vini con portate specifiche a base di carne. Dalla carne rossa alla carne bianca e suina, scoprirai quali vini completano perfettamente i sapori e le sfumature di ogni piatto.

Prima di immergerci nelle specifiche scelte di vino per le diverse carni, è importante comprendere i principi di base dell'abbinamento cibo-vino. Ecco alcune linee guida generali da tenere a mente:

Comprendere l'Abbinamento

Intensità del Gusto

- **Carne Leggera**: Quando si preparano piatti a base di carni bianche come il pollo o il tacchino, opta per vini bianchi leggeri o vini rossi giovani e leggeri come il Pinot Noir o lo Chardonnay non troppo legnoso.
- **Carne Rossa**: Le carni rosse come il manzo, l'agnello e il cervo richiedono vini rossi più robusti. Cerca un Merlot, un Cabernet Sauvignon o un Syrah.

Preparazione

- **Arrosto**: Un arrosto di carne si sposa bene con vini rossi corposi e tannici come il Cabernet Sauvignon o il Nebbiolo.
- **Grigliata**: La grigliatura aggiunge sapore e robustezza alla carne. Abbinamenti ideali includono Shiraz o Zinfandel.
- **Cucina Aromatica**: Se la carne è preparata con erbe aromatiche o spezie, cerca un vino rosso fruttato come il Grenache o un vino bianco aromatico come il Riesling.

Salse e Condimenti

- **Salse Rosse**: Una salsa rossa ricca e densa, come il sugo di pomodoro, si abbina bene con vini rossi strutturati come il Sangiovese o il Malbec.

- **Salse al Burro o al Formaggio**: Le salse cremose richiedono un vino bianco ricco come il Chardonnay o il Viognier.

Ora, esaminiamo alcune portate a base di carne specifiche e i vini che le valorizzano al meglio:

Abbinamenti Specifici

Filetto di Manzo in Crosta di Pistacchi

Il tenero filetto di manzo con una crosta di pistacchi richiede un vino rosso di alta qualità. Un classico Bordeaux o un Cabernet Sauvignon invecchiato sono scelte eccellenti. Il loro corpo e la struttura tannica si accoppiano perfettamente con la carne succulenta e il tocco di pistacchi.

Il pollo cotto in una salsa a base di melograno, succo d'arancia e miele è un piatto dolce e agrodolce. Un vino bianco come il Gewürztraminer o un vino rosato secco completerà il piatto, bilanciando la dolcezza della salsa con la sua freschezza.

Pollo al Melograno

Per le strisce di maiale marinate in whisky e miele, un vino bianco leggermente dolce come il Riesling è un'opzione fantastica. La sua dolcezza contrasta con il tocco piccante del whisky e del miele, creando un equilibrio perfetto.

Maiale al Whisky e Miele

Anatra all'Arancia con Purea di Pastinaca

Un piatto ricco come l'anatra all'arancia richiede un vino rosso pieno come il Pinot Nero o il Merlot. La loro fruttuosità si abbina bene con il sapore audace dell'anatra, mentre la purea di pastinaca offre una nota terrosa che si armonizza con il vino rosso.

Un vino rosso speziato e complesso come il Syrah si sposa bene con le braciole di agnello marinate con menta e cacao. Le spezie del vino si mescolano con la menta, creando una sinfonia di sapori.

Braciole di Agnello alla Menta e Cacao

Conclusioni

L'abbinamento di vini con portate a base di carne può elevare notevolmente l'esperienza gastronomica. Tuttavia, queste sono solo linee guida generali, e il miglior abbinamento sarà sempre quello che soddisfa il tuo palato. Sperimenta con diverse combinazioni e scopri quale ti piace di più. Alla fine, il vino che ami è il miglior vino da abbinare alla tua portata preferita. Ricorda sempre di bere responsabilmente e di goderti i piaceri della tavola. Cheers!

EPILOGO

Arriviamo alla fine di questo straordinario viaggio gastronomico attraverso il mondo della carne. Speriamo che abbiate apprezzato ogni pagina di questo libro e che siate stati ispirati a sperimentare, cucinare e assaporare i deliziosi piatti a base di carne che vi abbiamo presentato.

Ora, mentre chiudete il libro, vogliamo condividere con voi alcune riflessioni sulla cucina e sulla carne. La cucina non è solo una serie di ricette e ingredienti, ma una forma d'arte che ci permette di esprimere creatività, cultura e amore. La carne è stata una parte fondamentale della nostra storia culinaria, un filo conduttore che collega le cucine di tutto il mondo.

La carne ci ha dato la possibilità di esplorare una vasta gamma di sapori, da quelli audaci e affumicati di un barbecue americano alle sfumature delicate e aromatiche di una terrina di fegato d'anatra. Ci ha insegnato l'importanza della qualità e dell'approvvigionamento sostenibile, spingendoci a cercare prodotti di alta qualità e a sostenere i produttori locali.

Ma la carne è anche un simbolo di condivisione e di connessione. I pasti a base di carne riuniscono famiglie e amici, creando momenti preziosi di convivialità. In cucina, impariamo a prendere il tempo necessario per preparare piatti deliziosi, a dedicare attenzione ai dettagli e a mettere amore in ogni boccone.

Siamo convinti che la cucina sia un linguaggio universale, capace di abbattere barriere culturali e linguistiche. Che siate in Italia o in Giappone, in Argentina o in India, la gioia di sedersi a tavola e condividere un pasto delizioso è universale. Speriamo che le ricette e gli abbinamenti di vini presentati in questo libro vi abbiano fatto scoprire nuovi mondi di sapore e vi abbiano ispirato a sperimentare con la carne in cucina.

Infine, vorremmo ringraziarvi per averci accompagnato in questo viaggio. Che siate un cuoco esperto o un principiante in cucina, speriamo che questo libro vi abbia portato ispirazione, conoscenza e una profonda gratitudine per il meraviglioso mondo della carne. Che ogni piatto che preparerete diventi un'opera d'arte culinaria e che ogni pasto sia un momento di gioia condivisa.

Grazie ancora e buona cucina!

POSTFAZIONE

Mentre concludiamo il nostro viaggio attraverso "Dagli Antipasti ai Dolci: Un Viaggio Gastronomico nella Cucina della Carne con Accompagnamento Vini," desideriamo riflettere su quanto questa esperienza culinaria abbia potuto significare per voi, cari lettori.

In questo libro, abbiamo cercato di offrire molto più che semplici ricette e istruzioni. Abbiamo voluto creare un'esperienza sensoriale e culturale, un percorso attraverso il mondo della carne che vi avvicinasse alla sua storia, alla sua preparazione e al suo gusto. Speriamo sinceramente che siate riusciti a cogliere l'essenza di questa esperienza e che siate stati in grado di metterla in pratica nella vostra cucina.

La cucina è un'arte in continua evoluzione, e speriamo che questo libro vi abbia ispirato a esplorare, sperimentare e inventare nuove creazioni culinarie. La carne è un ingrediente versatile e ricco di sfumature, e le possibilità di creare piatti deliziosi e unici sono infinite. Che siate appassionati di barbecue, amanti della cucina asiatica o sperimentatori audaci, speriamo che le ricette qui presentate vi abbiano spinto a mettervi alla prova e a creare i vostri capolavori.

Vorremmo anche sottolineare l'importanza dell'approvvigionamento sostenibile e della scelta consapevole dei prodotti di carne. La qualità della carne che scegliamo non solo influisce sul gusto dei nostri piatti, ma ha anche un impatto sul pianeta e sul benessere degli animali. Sostenere i produttori locali, cercare carne proveniente da fonti etiche e sostenibili e ridurre gli sprechi sono passi importanti verso una cucina più responsabile.

Infine, il cibo ha il potere di connetterci, di riunirci attorno a un tavolo e di creare momenti speciali con le persone che amiamo. Speriamo che questo libro vi abbia ispirato a condividere pasti memorabili con amici e familiari, a rafforzare legami e a creare ricordi duraturi.

Vi ringraziamo di cuore per averci accompagnato in questo viaggio culinario. Che la vostra cucina sia sempre piena di creatività, amore e sapore. Non dimenticate mai che cucinare è un atto di amore, e speriamo che abbiate trovato amore in ogni pagina di questo libro.

Buona cucina e buon viaggio nella scoperta dei piaceri della carne!

Con affetto,
Vale Bianchi

RINGRAZIAMENTO

È con grande gratitudine e gioia che ci rivolgiamo a voi, cari lettori, per essere stati al nostro fianco in questo viaggio culinario attraverso "Dagli Antipasti ai Dolci: Un Viaggio Gastronomico nella Cucina della Carne con Accompagnamento Vini." Questo libro non sarebbe stato possibile senza di voi, e vogliamo dedicarvi un caloroso ringraziamento.

Innanzitutto, desideriamo ringraziarvi per la vostra passione per la cucina. La cucina è un'arte che richiede dedizione e amore, e voi avete dimostrato di possedere entrambi in abbondanza. Speriamo che le ricette e le storie condivise in queste pagine abbiano accresciuto la vostra passione e vi abbiano ispirato a sperimentare in cucina.

Un ringraziamento speciale va a coloro che hanno contribuito a rendere possibile questo libro. Ai produttori di carne, ai fornitori di ingredienti di alta qualità e ai ristoratori che hanno condiviso le loro conoscenze e le loro storie con noi, vi siamo grati per la vostra collaborazione. Le vostre expertise hanno arricchito enormemente questo libro.

Vorremmo anche esprimere la nostra gratitudine ai nostri amici e familiari che ci hanno sostenuto in questo progetto. Le vostre parole di incoraggiamento, il vostro supporto e i vostri assaggi hanno reso tutto questo possibile. Grazie per essere sempre stati lì per noi.

Un ringraziamento speciale va anche a tutti coloro che hanno lavorato dietro le quinte per portare questo libro alla luce. Agli editori, ai designer, agli illustratori e a tutto il team che ha contribuito a dar vita a questo libro, vi siamo profondamente grati per il vostro impegno e la vostra professionalità.

Infine, vogliamo ringraziare il mondo della cucina in generale, un luogo di ispirazione inesauribile. Le tradizioni culinarie di tutto il mondo ci hanno affascinato e ci hanno insegnato che la cucina è una forma d'arte universale che unisce le persone attraverso il cibo.

In conclusione, cari lettori, questo libro è stato creato con amore e passione per il cibo. Speriamo che l'abbiate apprezzato e che continuerete a esplorare il mondo della carne in cucina. Le vostre avventure culinarie sono appena cominciate, e non vediamo l'ora di sentire le vostre storie e scoperte.

Grazie di cuore e buona cucina!

Con affetto,
Vale Bianchi e tutto il team di "Dagli Antipasti ai Dolci: Un Viaggio Gastronomico nella Cucina della Carne con Accompagnamento Vini."

INFORMAZIONI SULL'AUTORE

Vale Bianchi

Sono un chef con una vasta esperienza nel campo della cucina internazionale. Ho iniziato la mia carriera molti anni fa, lavorando come chef in vari ristoranti di lusso in Italia e all'estero. Grazie alla mia grande passione per la cucina, ho avuto l'opportunità di lavorare con alcuni dei migliori chef del mondo, affinando la mia abilità e padronanza di tecniche e ingredienti.

Dopo anni di esperienza in cucina, ho deciso di condividere la mia passione e conoscenza con il pubblico attraverso l'insegnamento e la scrittura. Ho tenuto numerosi corsi di cucina e workshop, ed ho avuto il piacere di essere ospite in diversi programmi televisivi e radiofonici come esperto di cucina.

Come autore di libri di cucina, ho pubblicato diversi titoli di grande successo, incentrati sulla cucina tradizionale e internazionale. Le mie ricette sono semplici da seguire ma allo stesso tempo saporite e innovative, utilizzando ingredienti freschi e di qualità.

Grazie alla mia vasta esperienza e competenza, sono considerato una figura di spicco nella comunità culinaria italiana e internazionale. Le mie ricette e i miei libri sono seguiti con interesse da appassionati di cucina in tutto il mondo.

LIBRI DI QUESTO AUTORE

Sushi Fatto In Casa: Una Guida Completa Per Preparare Il Sushi Perfetto, Con 100+ Ricette E Bonus Sulle Salse Più Deliziose

"Sushi fatto in casa: Una guida completa per preparare il sushi perfetto" è il libro perfetto per tutti gli amanti del sushi che desiderano preparare piatti gustosi e di qualità nella comodità della propria casa. Scritto da Vale Bianchi, questo libro ti guiderà passo dopo passo attraverso la preparazione del riso per sushi e ti insegnerà tutti i trucchi per ottenere rotoli perfetti ogni volta. Con oltre 100 ricette tradizionali e creative, potrai creare i tuoi piatti preferiti e sperimentare nuovi sapori per sorprendere i tuoi ospiti.

Il libro è strutturato in modo chiaro e semplice, iniziando con un'introduzione alla preparazione del sushi, che copre tutto ciò che devi sapere per preparare il riso per sushi perfetto, quali attrezzature utilizzare e consigli pratici per ottenere i migliori risultati. Successivamente, "Sushi fatto in casa" presenta una vasta selezione di ricette per tutti i gusti, da quelli tradizionali ai più creativi, tra cui alcune ricette originali. Ogni ricetta è descritta passo dopo passo, con fotografie e suggerimenti per personalizzare e adattare la preparazione a seconda dei propri gusti.

Ma non è tutto: il libro offre anche dei capitoli bonus con le migliori ricette per preparare le salse per sushi più famose. Questi capitoli includono le ricette per la salsa teriyaki, salsa di soia, salsa di avocado e molte altre, con consigli su come abbinarle alle ricette di sushi principali.

Con "Sushi fatto in casa", potrai preparare deliziosi piatti di sushi a casa tua in modo facile e divertente, con un approccio chiaro e preciso, anche se sei un principiante assoluto o un esperto di sushi.

Dolci Per Ogni Occasione: 150+ Ricette Per Stupire Amici E Famiglia

Dolci per ogni occasione è il libro di ricette di Vale Bianchi, dedicato a tutti gli amanti dei dolci, dai novizi ai più esperti. Con 150+ ricette, organizzate dalla A alla Z, questo libro è un vero e proprio tesoro per coloro che amano sperimentare nuovi sapori e creare dolci deliziosi per ogni occasione.

Le ricette di questo libro sono facili da seguire e utilizzano ingredienti comuni, rendendo la preparazione dei dolci accessibile a tutti. Ogni ricetta è corredata da un dettagliato procedimento che illustra passo passo come ottenere il risultato perfetto, garantendo che anche i cuochi meno esperti possano ottenere un risultato delizioso.

Il libro è stato concepito per soddisfare tutti i gusti, con dolci tradizionali e innovativi che sorprenderanno e delizieranno amici e familiari. Dalle torte alle crostate, dai biscotti ai dolci al cucchiaio, ogni ricetta è stata accuratamente selezionata e testata per garantire il massimo successo.

Nonostante non ci siano foto delle ricette, le parole di Vale Bianchi sono così dolci e coinvolgenti che il lettore non avrà difficoltà a immaginare i dolci nelle loro forme e colori. La scrittura è chiara, dettagliata e a portata di tutti, rendendo questo libro un'ottima scelta per chiunque voglia divertirsi a creare dolci deliziosi.

Il libro inizia con una breve introduzione alle tecniche di base per la preparazione dei dolci, in modo che anche i cuochi meno esperti possano sentirsi sicuri e pronti a cimentarsi con le ricette. Ogni ricetta indica inoltre il tempo di preparazione e di cottura, così come il numero di porzioni, in modo che sia facile adattarle alle proprie esigenze.

In conclusione, Dolci per ogni occasione è un libro di ricette che non può mancare nella cucina di chiunque ami i dolci. Con le sue 150+ ricette selezionate, facili da preparare e senza foto, questo libro è un'ottima scelta per chi cerca ispirazione per creare dolci deliziosi e sorprendenti per ogni occasione.

Friggitrice Ad Aria: Cucinare Leggero Senza Rinunce: Le Ricette Più Gustose E Leggere Per Una Cucina Sana E Golosa

Friggitrice ad aria: cucinare leggero senza rinunce è il nuovo libro di Vale Bianchi che vi farà scoprire
le migliori 100 ricette per una cucina sana e golosa, ma anche economica.
Diviso in sezioni di antipasti, primi, secondi, contorni e dolci, questo libro vi farà scoprire un mondo di sapori e di nuove idee culinarie.

Le ricette sono state studiate da Vale Bianchi, un esperto Chef che ha deciso di condividere con voi la sua passione per la cucina leggera e salutare.
Ogni ricetta è stata appositamente selezionata e testata per garantire il massimo del gusto e della bontà, ma senza rinunciare alla leggerezza e alla salute.

Potrete scoprire ricette originali e semplici da realizzare, come ad esempio polpette di zucca e riso, pappardelle al pesto di rucola e pomodori secchi, involtini di verza e tacchino, zucchine ripiene di tonno e molti altri piatti gustosi e nutrienti.

Il libro Friggitrice ad aria: cucinare leggero senza rinunce non si ferma solo alle ricette, ma offre anche dei capitoli bonusper aiutarvi a conoscere meglio questo elettrodomestico rivoluzionario. Infatti, troverete la spiegazione di cos'è la friggitrice ad aria, i suoi vantaggi sia nella cucina che nell'economia in fatto di bollette, come usarla e pulirla.

Grazie a questi capitoli bonus, scoprirete tutti i segreti per sfruttare al meglio questo strumento di cucina e fare delle preparazioni ancora più gustose e salutari.

Inoltre, Friggitrice ad aria: cucinare leggero senza rinunce è un libro senza foto, ma questo non è un limite, anzi. Questa scelta è stata fatta per rendere le migliori ricette a disposizione di tutti.

In conclusione, Friggitrice ad aria: cucinare leggero senza rinunce è un libro indispensabile per chi vuole scoprire nuovi piatti salutari e gustosi, ma anche per chi desidera conoscere meglio la friggitrice ad aria e sfruttarne appieno le potenzialità.

Le Migliori Ricette Di Pesce: Gustose Idee Per Una Cucina Di Mare

Se sei un appassionato della cucina di mare e sei alla ricerca di gustose idee per portare in tavola i sapori del mare, allora questo libro fa al caso tuo! "Le migliori ricette di pesce" ti guiderà alla scoperta di più di 100 ricette per antipasti, primi e secondi piatti, tutte rigorosamente a base di pesce fresco e di stagione.

Lo chef Vale Bianchi ha creato questo libro per condividere la sua passione per il pesce e per la cucina di mare. Le sue ricette sono tutte originali e vi porteranno in un viaggio gustativo alla scoperta di sapori autentici e genuini.

Ma non è finita qui! Il libro contiene anche dei capitoli bonus con consigli sui contorni e sui vini da abbinare ai piatti, per creare una perfetta armonia di sapori e profumi in tavola. Grazie ai suoi consigli pratici, anche i meno esperti potranno preparare piatti deliziosi e sorprendere amici e familiari con una cena a base di pesce.

Le ricette sono scritte in modo semplice e chiaro, senza giri di parole inutili. Ogni ricetta è descritta in modo dettagliato, passo dopo passo, per garantire un risultato perfetto anche ai cuochi alle prime armi. Inoltre, il libro non contiene foto per abbassare notevolmente il costo, ma questo non influisce in alcun modo sulla qualità delle ricette.

In sintesi, "Le migliori ricette di pesce" è un libro completo ed essenziale per tutti coloro che amano il pesce e vogliono scoprire nuovi piatti e sapori. Grazie alle ricette originali dello chef Vale Bianchi, preparare piatti di pesce sarà facile e divertente, e ogni cena diventerà un'esperienza culinaria indimenticabile.